Vanessa Schütz

50 jours avec les Archanges

Vanessa Schütz

50 jours avec les Archanges

Décollage immédiat !

Éditions Vie

Imprint

Cover image: www.ingimage.com

Publisher:
Éditions Vie
is a trademark of
International Book Market Service Ltd., member of OmniScriptum Publishing Group
17 Meldrum Street, Beau Bassin 71504, Mauritius

Printed at: see last page
ISBN: 978-620-2-49598-1

50 jours avec les Archanges

Vanessa Schütz

Table des matières

Ce livre se veut un voyage dans le Monde vaste et exaltant des Archanges.

Ces Anges, que l'on peut qualifier de « Chefs » des Anges, m'accompagnent avec Amour et j'ai le grand bonheur de les entendre et de converser naturellement avec eux, depuis l'enfance.

Même si, j'ai toujours été proche de mes Anges Gardiens et préférais leur parler directement, je ne m'étais jamais aventurée à discuter avec « leurs Chefs », mais en vieillissant, mes impressions s'étant de plus en plus amplifiées, j'ai pu m'approcher beaucoup plus facilement des Archanges et vivre, dans l'amitié, leur présence ouverte et généreuse.

Durant 50 jours, j'ai pu profiter de la présence de chacun d'entre eux, semaines après semaines, et j'ai pu apprendre à les connaître et à découvrir leur univers, si différents d'un Archange à un autre.

Ils sont toujours prêts à nous écouter et cherchent naturellement la meilleure solution pour nous aider. C'est dans cette ambiance de partage et de joie, que j'ai sillonné ces semaines et que je vous invite à refaire le parcours à mes côtés.

Tout d'abord, soyez convaincus d'une chose simple, mais évidente...le livre que vous tenez dans vos mains, contient des énergies fortes et vivantes émanentes des Archanges eux-mêmes, et vous ne devrez pas être surpris de vous sentir apaisés au fil des pages.

Des messages, soufflés par les Archanges, jalonnent également cet ouvrage et sont un témoignage positif de l'incroyable présence et force qu'ils veulent nous insuffler, dans tous les moments de notre vie.

Ils sont enfin et surtout des Gardiens ; Gardiens de l'Ordre des événements, des Mémoires et des Souvenirs. Ils nous accompagnent depuis toujours et nous connaissent mieux que quiconque ; leur plus grand désir étant de nous ouvrir les portes d'un monde de connaissance et de découverte, à la recherche d'une aide salutaire nécessaire.

Pourtant, ils restent discrets et ne seront jamais intrusifs, préférant nous laisser le choix de les contacter ou non. C'est en vous rappelant qu'ils ont comme rôle, votre épanouissement et votre ouverture au monde, que je vous propose de commencer le voyage.

Il serait vain de vous rappeler de mettre votre ceinture de sécurité, de poser votre tête sur un coussin et de respirer un grand coup avant le décollage…les Archanges s'occupent de tout et ils sont déjà à vos côtés pour vous faire vivre le plus magique des voyages.

Billet aller-retour pour l'Univers et décollage immédiat aux confins des Mondes invisibles !

PREMIERE PARTIE

LES ARCHANGES

6

ARCHANGE MICHAËL - « QUI EST COMME DIEU ! »

Il ne pouvait être que le premier, celui qui ouvre le bal et démarre le périple.

L'Archange Michaël est mon protecteur depuis toujours et a soutenu la petite fille que j'étais, pour lui enseigner la force, la confiance et la ténacité.

Archange guerrier, il n'a de cesse de défendre l'opprimé et de faire régner la justice. Il est le plus connu des Archanges et s'en enorgueillit un peu, je l'avoue.

Il aime apporter son aide à n'importe quel moment de notre existence et son épée ne lui fait jamais défaut.

Dans la Bible, il est mentionné comme l'Archange terrassant le diable et comme juge impitoyable, soupesant le cœur des hommes justes et ceux des plus vils.

Pourtant, ce n'est pas l'image que j'ai envie lui donner ici, car ce n'est pas ainsi qu'il se présente à moi. Si sa force et sa grandeur ne sont plus à souligner, c'est un Archange drôle, proche de l'humanité et protecteur, que je souhaite vous faire connaître.

Il donne toutes ses lettres de noblesse au mot « masculin », car il est dans la masculinité (un poil « brute », je l'avoue) et dans le rôle de force qu'on peut lui attribuer.

Je le contacte très souvent et il s'impose naturellement à moi dans tous les moments de ma vie. C'est un Archange auquel j'accorde toute mon affection et tout mon respect, tant il m'a donné de bons conseils et a su me montrer les pouvoirs qui dormaient en moi.

Il n'y a pas un jour, où il n'a pas été là et il prend très souvent la parole quand je m'y attends le moins.

Sa voix n'est pas tonitruante, comme on pourrait l'imaginer, mais beaucoup plus chaleureuse et vivante. Il est le boute-en-train du ciel et je vois en lui un ami, tantôt protecteur, tantôt paternaliste ou tantôt insouciant.

C'est lui, par exemple, qui m'a soutenu dans mes projets professionnels et m'a donné la force dans les moments difficiles de ma vie privée. C'est lui encore, qui m'a obligé à changer ma façon de voir la vie, parfois avec rudesse (je le reconnais) et à sortir de ma coquille pour me confronter à des expériences inédites.

Un exemple s'impose !

Mes jeunes années scolaires en sont une preuve farouche.

Premier jour de la rentrée d'août 1992, j'ai 11 ans et il est prévu que j'intègre une classe proche de mon domicile, avec mes camarades de classe connus depuis toujours.

L'année d'avant n'avait pas été simple et l'école me paraissait un long et pénible chemin de croix. J'avais réussi, tout juste, la première année d'école secondaire et je m'apprêtais donc à débuter la 2ème année, dans un collège que je connaissais bien, avec des camarades d'enfance connus et avec des professeurs que je connaissais (trop) bien.

Ce premier jour d'école devait se passer comme tant d'autres. J'avais reçu le numéro exact de ma classe et l'heure d'arrivée, je savais exactement où je devais aller et je savais déjà à côté de qui j'allais m'asseoir.

Bref, rien de neuf sous le soleil !

Mais c'était sans compter sur l'ingéniosité de l'Univers, qui avait décidé de me réserver une surprise...surprise qui ne pouvait qu'être la démonstration manifeste de Michaël...Archange farceur et ouvert aux changements.

Arrivée en classe, je m'asseyais à côté de ma meilleure amie et la professeure procédait à l'appel...jusque-là tout allait bien, mais mon nom ne franchit jamais ses lèvres ; il ne figurait tout bonnement pas sur sa liste d'élèves et j'étais inscrite dans un collège situé à l'opposé de celui-ci, à 30 minutes de là.

Stupeur ! Je montrais le document, reçu quelques semaines plus tôt, prouvant ma présence dans cette classe, mais rien n'y fit.

Je prenais mes affaires et partais en quatrième vitesse, vers ce nouveau collège totalement inconnu, avec des camarades totalement inconnus et des professeurs, encore plus inconnus.

Sans avoir le temps de réfléchir, j'arrivais en retard et faisais la connaissance de la classe et du collège qui allait changer ma vie.

Si l'école avait été un calvaire jusque-là, elle devint un nouveau challenge et je me mis à aimer apprendre et découvrir. Mes talents et mes connaissances se multiplièrent, me donnant de plus en plus une confiance en moi qui m'avait tellement fait défaut jusqu'à présent.

Je découvrais une nouvelle « Vanessa », une nouvelle façon de voir la vie et un nouveau mode d'existence, qui me plaisait comme jamais.

C'est la seule année que j'allais passer dans ce collège, mais elle fût marquante et suffisamment porteuse de bienfaits, pour ne pas être attribuer à la bienveillance de l'Univers, en la personne de l'Archange Michaël, car il n'y avait que lui pour me forcer la main et me donner les moyens de voir en moi, le potentiel énorme que je possédais, mais que je m'évertuais à laisser en friche.

Il me confirma quelques années plus tard, que sa présence n'était pas étrangère à ce changement de dernière minute. Il me connaissait trop bien et savait que si je m'étais préparé à un changement aussi brutal, je ne l'aurais pas bien vécu et aurait saboté, dès le départ, les chances qui m'étaient offertes.

C'est vrai que quitter des camarades, des meilleures amies, un collège et des habitudes, à tout juste 11 ans, dans un âge, qui pour ma part, était synonyme de timidité et d'anxiété, n'était pas chose facile et qu'il valait mieux me donner l'impulsion de manière directe et tranchante, sans possibilité de retour.

Par cette histoire, l'Archange Michaël montre combien il aime jouer et...gagner, il va sans dire, mais démontre également, qu'il est parfois nécessaire de nous imposer certaines choses, même si au départ, ces événements nous déstabilisent et nous tracassent.

Tout au long de ma vie, Michaël a su donner des détours incroyables à ma vie et ce, toujours pour le mieux. Que ce soit par des rencontres, par des lieux ou par des actions, il cherche toujours le meilleur pour moi, comme pour vous.

Je m'étonne toujours autant de son inventivité et de l'attrait qu'il donne aux actions.

Durant la semaine passée à ses côtés, il me donna de l'assurance et le second degré nécessaire pour prendre la vie côté plaisir et humour. Au grand jamais, il ne souhaite nous mettre à mal, mais il est un Archange de Force et de Respect.

Je crois savoir qu'il peut être dure, même cinglant, mais uniquement avec des entités négatives ou des ombres, car la plupart du temps, il sait que le meilleur moyen d'apprendre et de grandir, s'acquiert en nous trompant par nous-même, pour en tirer la leçon nécessaire. Il connait très bien le modus operandi pour nous donner la vision juste d'une situation et il ne lui est donc pas nécessaire, à son sens, d'en faire plus pour nous guider.

En revanche, il sera le premier à nous encourager, à nous porter vers le succès. Dans chaque moment de doutes, nous pouvons compter sur lui pour nous motiver et nous montrer l'Âme géniale que nous possédons, aux tréfonds de notre Cœur.

Sa couleur bleu indigo est porteuse de la force vive qui l'anime. Cette couleur est le témoignage d'une énergie d'esprit et de mental autant que d'actions et d'inspirations.

Se connecter à l'Archange Michaël est porteur de beaucoup de surprises et d'exhalations, tant il aime les défis, le courage et l'humour.

Dure dans l'effort, mais drôle et ludique dans les moments plus simples du quotidien, je vous invite à le contacter dans les moments de doutes et de pertes d'identité. Si le sentiment de vague et de mélancolie se fait en vous, quand vos idées noires se transposent à votre réalité, n'hésitez pas à lui parler. Il sera votre meilleur allié pour calmer vos peurs, désamorcer les conflits et vous faire connaître la confiance en vous, en allant puiser la force profonde de votre Âme.

Michaël est associé également à son épée, véritable symbole de sa puissance. Elle tranche les liens toxiques, remet de l'ordre dans vos relations et assainit les différends en un tour de main.

Sa cape bleue est également l'ouverture vers un mieux-être immédiat. Il la porte dans les grandes occasions, en temps de soin ou de « combat », et il la dépose avec plaisir sur vos épaules pour vous protéger, vous épauler et vous réconforter.

Demandez-lui de déposer sa cape et de trancher les liens nocifs qui vous pèsent...rien ne pourra lui faire plus plaisir !

Michaël active son rayon bleu indigo durant mes soins et l'a également utilisé durant ma semaine à ses côtés, où il n'a eu de cesse d'évacuer mes tensions et me donner un goût plus prononcer de l'action.

Il est également un grand bavard et aime parler de tout et de rien. Sa présence, à mes côtés, a toujours était synonyme de dialogue amusant et enjoué, car il vit intensément chaque moment en notre présence et veut, par ce biais, nous faire prendre conscience de l'impact extraordinaire du moment présent sur nos vies.

Pour lui, tout commence « ici » et tout s'arrête « maintenant », sans chercher à nous appesantir sur le passé ou sur nos vies antérieures. Il connaît la force de l'Univers et voit en nous l'Âme splendide, qui, ayant vécu tant d'expériences, mérite aussi de se reposer parfois et de profiter du moment qui lui est offert.

C'est pourquoi, Michaël cherche toujours à nous faire rire, sourire et à nous divertir, même si son humour n'est parfois pas de notre goût.

Perdre ses clefs, louper un train ou rater un entretien n'a rien d'amusant, mais à ses yeux, il faut toujours voir le côté loufoque de la situation et ne pas chercher un empêchement qu'il considère uniquement comme un simple détour.

Rien ne l'arrête et il ne voit pas pourquoi nous ne ferions pas comme lui. Au fond, bien des situations font figures de tremplin vers de nouvelles opportunités. Autant apprécier le chemin plutôt que le but à atteindre...ainsi pense Michaël et il nous délivre toujours un message de patience, de calme et de compréhension face à l'action avortée.

Il sait faire face à n'importe quelles actions, mais il sait également que pour bien les vivre un moment d'introspection et de réflexions vaut milles fois mieux.

Michaël a beau être un guerrier, il est des grands hommes pensants et agissants avec tactique. On pourrait le comparer à Napoléon ou à Alexandre le Grand...même si c'est plutôt l'inverse qui prédomine ; Michaël est l'instigateur de la présence de ces grands hommes dans notre histoire.

Pour vous permettre de mieux le connaître, je vous propose de vivre un instant sa présence, par le message qu'il m'a transmis à votre attention :

« Amis très Chers, je suis ravi de partager ces quelques lignes avec vous. C'est une grande chance qui m'est offerte de dialoguer à cœur perdu dans l'ouvrage de Vanessa, et je lui en suis reconnaissant.

Depuis le temps passé à vous suivre, à vous rencontrer, à vous voir vivre et vous débattre dans les méandres de vos existences terrestres, j'ai appris à comprendre vos peurs et vos moments de doutes.

Vos Âmes respectives ne connaissent pas toutes ces craintes, car elles connaissent, plus que tout, le Pouvoir de l'Univers et sont indicible grandeur.

C'est en regardant vos expériences terrestres, que j'ai bien souvent voulu vous expliquer que vos angoisses n'étaient pas fondées et vos idées noires impropres à s'installer dans vos cerveaux.

Vous valez tellement plus que cela !

Je me surprends si souvent à espérer que vous verrez la beauté sous-jacente en chaque chose et que vous ferez de votre expérience, un jeu, un chemin, un naufrage délicieux et non pas, une bombe à retardement vicieuse et calculatrice.

Chers Amis, vous oubliez trop souvent la Grandeur qui vous habite et je suis heureux, quand j'entends une de vos petites et timides voix, m'appeler vers elle, à la rencontre de la Force de l'Univers, du possible insondable et de la Magie.

Nous autres Archanges sommes les Gardiens de vos maux et les Défenseurs de vos bonheurs. Nous sommes les Anges, prêts au plus grand sacrifice pour vous aider, dans le dédale de votre expérience terrestre.

J'ai à cœur de vous offrir mon soutien, si tant est que vous l'acceptiez, car je suis partout et nulle part à la fois. Vous pouvez m'appelez n'importe quand et je saurais vous épauler.

Que mon nom soit le synonyme de la Paix et de la Justice pour tous les Êtres opprimés et meurtris dans leur Cœur !

Je n'ai de cesse d'offrir mon épée et ma cape en partage, pour donner un sens profond aux joies et aux peines qui vous assaillent.

Chers Amis, j'aimerais encore vous dire que la Grandeur de votre Cœur n'a d'égal que celle de votre Âme. Elle est liée de toute Eternité et en n'écoutant que vos peurs, vous vous coupez de son essence pure et lumineuse.

Pourquoi avoir peur du lendemain ?

Pourquoi chercher un vertige, quand vous pouvez connaître l'assurance ?

Vous ne voyez qu'un bout de votre chemin et permettez-moi de vous montrer bien plus encore.

Dans les cercles concentriques de l'Univers, dans le cosmos et ses lois, la couleur se perd dans un éclat incomparable, le son s'amplifie et l'Amour n'est plus un vain mot.

Vous venez tous de cet endroit grandiose et surnaturel, qu'il m'est difficile de vous décrire, tant les mots humains ne savent transmettre la grandeur dont il fait l'objet.

Mais si je devais vous rassurer sur l'au-delà, à vous qui avez si peur de l'après et qui songez, avec terreur, à un potentiel « enfer » ou un « no-man's land » inhospitalier, je vous donnerai une image :

Imaginez un gâteau…il est rond, composé de plusieurs étages au chocolat, recouvert de vanille et de crème, soupoudré de bonbons et surmonté d'une cerise.

Chaque étage représente un monde, un univers défini…par exemple celui des Anges, des Archanges, celui des hommes, des déités, des entités, des flammes et d'autres contrées célestes, inconnues encore à l'œil humain.

Il m'est difficile de vous donner tous les endroits existants dans ce gâteau gigantesque, tant il regorge de crème et de vanille. Les bonbons sont autant de vies, d'Âmes et d'entités, qui s'entremêlent les unes avec les autres.

De ce gâteau savoureux, le seul endroit d'où vous venez tous et où vous retournerez tous, c'est la cerise. Elle porte en elle l'essence même de chacun et si vous êtes libres de vous prélasser sur le gâteau et ses différentes couches autant que vous le voulez, le but ultime est de choisir le chemin le plus direct vers la cerise, gardienne de l'Espace, du Temps et de l'Infini.

C'est cette image amusante que je souhaiterais que vous conserviez de l'Univers et de cet Au-delà, si terrifiant pour tant d'entre vous.

Soyez rassurés, Chers Amis, car vous êtes en sécurité, qui que vous soyez ou quoi que vous fassiez, car vous n'êtes pas jugés, mais juste amenés à réessayer encore et encore, pour mieux intégrer l'enseignement que vous souhaitez obtenir, afin d'atteindre plus facilement la cerise prodigieuse.

Votre passage sur Terre n'est qu'une expérience et il ne tient qu'à vous, d'en apprendre la leçon dans la légèreté et le respect de vos semblables.

Je tiens, ici, à vous remercier de votre Beauté, de votre Grandeur et de l'Amour que vous portez, tous, en vous.

Vous êtes l'Essence même de l'Univers et l'Univers vit en vous, ne l'oubliez pas !

Je vous remercie de m'avoir lu et je remercie Vanessa de m'avoir accordé ce passage, pour exprimer mon Amour et ma protection pour vous, Chers Amis.

Soyez bénis !

Michaël »

Je tiens à finir ce périple, en compagnie de Michaël, en vous disant qu'il fut l'instigateur d'un rite de passage que j'ai vécu, au début de mon métier.

Ayant suivis quelques cours, je suis avant tout une autodidacte, utilisant mes dons dans le respect et l'écoute attentive des Anges et des Archanges.

Je manquais, alors, singulièrement de confiance en moi, ressentant ce manque de connaissance comme une imposture pour les clients qui venaient me consulter.

L'Archange Michaël pris très vite la parole à ce sujet et me proposa simplement de suivre les pas de ma famille d'Âmes et les rites de passage qui la caractérise.

Passeuse d'Âmes, j'aide tout naturellement les entités, restées sur Terre, à suivre le canal de Lumière les menant vers la Source. Cela fait partie de ma nature et ma famille d'âmes des passeurs me donne un sens profond des rites de passage ou si vous préférez, des moments charnières de l'existence où, pour passer d'un état à un autre, nous passions des rites initiatiques pour nous élever et devenir des êtres plus complets, au fur et à mesure de la vie.

Ainsi, dans certaines tribus d'Amazonie ou d'Afrique, on célèbre le passage à l'âge adulte ou celui de l'adolescence et dans nos pays occidentaux, on pourrait comparer cela à l'obtention d'un permis de conduire (symbole de la liberté et de l'âge adulte) ou encore, à l'enterrement de vie de garçon ou de fille (symbole d'un passage évident entre le célibat et le mariage).

Tous ces moments importants de la vie jalonnent la famille d'Âmes des passeurs et ceux-ci recréent facilement, dans leur propre vie, des rites sans vraiment sans rendre compte.

Je suis de ceux-là et j'ai toujours eu besoin de créer un passage dans les moments importants de ma vie, comme pour les entériner et les graver dans le marbre.

L'Archange Michaël me connaissant parfaitement, il me proposa donc de vivre un rite pour attester de la légitimité de mes connaissances et de mes dons.

Je pris comme date butoir le 1er mars, pour vivre ce rite et le fixer dans ma mémoire et celle de l'Univers.

Pendant 2 semaines, Michaël me guida dans mes préparatifs et me demanda de me former à d'autres techniques et à suivre les conseils d'autres thérapeutes et médiums, comme moi.

Le jour J, j'espérai un temps radieux, ou tout du moins sec, et je me retrouvai sous un temps de neige impressionnant. Certains voisins me dirent qu'ils n'avaient jamais vu autant de neige à une date pareille et je vis immédiatement un clin d'œil de Michaël, qui voulait corser un peu le rite et me donner le courage d'aller au bout de moi-même, même dans les pires conditions.

Je suivi un chemin prédéfini, que nous avions décidé Michaël et moi, et qui devait me permettre de revivre des moments forts de ma vie d'enfant, d'adolescente et d'adulte, dans le but de créer une introspection salutaire et un retour aux sources pour attendre en bout de piste, le lieu magique par excellence, où j'allais vivre le passage.

Tout se déroula comme prévu, mais avec de la neige jusqu'aux genoux et de la sueur sur le front. Je finis mon périple jusqu'au lieu, en pleine forêt, où les énergies des élémentaux et du Cosmos étaient les plus fortes.

Ce fut un moment magique avec l'appui de Michaël, de l'Univers et des élémentaux ; un moment gravé dans ma mémoire comme l'aboutissement de mes connaissances, de ma force, de ma puissance divine et de mes dons.

L'Archange Michaël m'a permis de croire en moi, de me donner les réponses à mes questions et de suivre le chemin de ma destinée dans la confiance retrouvée.

Les moments que je partage avec l'Archange Michaël sont toujours remplis d'enseignements et de Lumière, et le meilleur moyen de vous le faire vivre également est de vous inviter à le contacter.

Appelez-le dès que vous vous sentez en détresse et regardez la situation s'améliorer mieux que vous ne pouviez l'espérer.

La première semaine de voyage se termine sur une note d'espoir et de protection pour vous tous qui me lisez.

Nous allons maintenant débuter la deuxième semaine, en compagnie d'un illustre Archange, bien connu de la Bible.

ARCHANGE GABRIEL - « LA FORCE DE DIEU »

L'Archange Gabriel est le poète de l'Univers et le défenseur des Arts. Il porte également une attention toute particulière aux enfants et à la famille. C'est un enseignant patient et ouvert au dialogue, capable de donner toujours la solution avec imagination.

Il aime donner des exemples et nous mettre dans les meilleures dispositions pour notre compréhension du Monde et de l'Univers.

La semaine que j'ai passé en sa compagnie fut empreinte, avant tout, de son Amour des enfants et de la nécessité, pour lui, de rappeler à tous combien nos chères têtes blondes pouvaient être singulières et proches du Cosmos.

Il me demande, dès le départ, de réserver du temps à l'explication précise des différents enfants peuplant la Planète, à savoir les enfants Indigo, Cristaux et Or.

Pour lui, ils sont les solutions de demain et leur lumière permettra, au fur et à mesure du temps, une ouverture consciente du genre humain vers sa Divinité.

Moi-même enfant Indigo, je ressens tout le sens de ses paroles, car il est nécessaire de faire changer les choses, en ne voulant plus suivre un Guide dans un pâturage de moutons, mais de devenir, chacun d'entre nous, LE Guide qui ouvrira la voie.

Les enfants d'aujourd'hui sont tellement différents de ceux de hier, qu'il est nécessaire de revoir l'éducation, les structures, les limites et les codes qui prévalaient par le passé, et qui sont devenus dessuaient.

Certains crieront au scandale trouvant normal de continuer, sans réfléchir, la règle du passé.

Néanmoins, je reste convaincu que quand les enfants de ma génération et des autres générations seront plus nombreux, alors peut-être, une ouverture se fera naturellement vers la compréhension mutuelle, le partage, l'égalité et la reconnaissance dans l'autre, du miroir de l'Âme que nous portons tous en nous.

On ne peut pas continuer...et nous ne devons pas continuer...à faire prédominer la compétition, la violence et les idées reçues dans les écoles.

J'aime l'idée des cours d'empathie, comme c'est le cas actuellement au Danemark, ou de méditation et Gabriel voit dans ces menus changements, une porte ouverte vers de nouveaux points de vue et une compréhension plus grande de ce qu'est l'Etre humain.

Celui-ci n'est pas uniquement là pour manger, dormir, travailler et procréer. De la même manière, qu'il n'est pas ici pour combattre l'autre, le surpasser, le dominer ou l'asservir.

Nous sommes tous semblables, ne diffère que notre couleur de cheveux, de peaux, d'yeux, mais ce n'est qu'une image qui devrait nous rappeler qu'au plus profond de nous, vit une Lumière pareille dans chaque cœur et dans chaque cellule.

Apprendre aux enfants que cette Lumière est la porteuse de la paix, leur apprendre que personne n'est meilleur ou moins bon et leur apprendre encore que l'entraide a une vraie signification, doit être le point de départ vers un nouveau monde et Gabriel aime à nous le rappeler.

C'est dans cet esprit qu'il est avant tout prêt à discourir pendant des heures, des points de vue, des idées et des pensées de tout un chacun. C'est un messager ouvert à l'interaction cognitive et à l'inspiration psychique.

Il aime connaître mon point de vue, rebondir sur un sujet et me laisser réfléchir aux conclusions d'une idée, d'une situation ou d'un problème.

C'est un Archange « babillard » dans le bon sens du terme !

Si je devais vous le décrire, je mettrais en avant son calme, sa prudence dans les mots utilisés et...ses cheveux bouclés.

L'apparence des Archanges n'est en rien une apparence figée, car dans l'Univers, ils n'ont pas de réelle physicalité. Ils Sont...point !

Il serait vain de vouloir les décrire dans le Cosmos, car leur lumière est trop forte et leur contour trop indescriptible pour notre imagination humaine.

En revanche, ils aiment se présenter à nous selon les codes qui nous conviennent et les images qui nous plaisent et nous rassurent.

J'aimerais vous donner, là, un exemple marquant que j'ai vécu, avec mon Ange gardien, et qui donne bien tout son sens à mes explications.

Pendant une période de transition professionnelle, j'ai passé par des moments difficiles et pénibles, qui m'ont amenées une fatigue mentale et psychique très marquée.

Ce passage me rapprocha encore plus de mes dons et de mes Anges gardiens, et en particulier du plus proche de moi, celui qui m'accompagnait depuis toujours, mais que je n'entendais pas nécessairement.

Durant une nuit, ou plus exactement au petit matin, quand le sommeil n'est pas encore totalement fini, mais que le cerveau commence à se remettre en marche (on pourrait appeler cet état du cerveau les ondes Alpha), je vécu un voyage astral incroyable avec mon Ange, qui connaissait ma fatigue et mes soucis, et qui souhaitait me permettre de m'évader un peu de mon quotidien pour me redonner force et courage.

Je débutai ce « rêve » en rencontrant mon Ange gardien sous des traits étonnants. Vous vous imaginez certainement de grandes ailes blanches et une auréole pour décrire ce qu'est un ange, et bien figurez-vous qu'il ne m'apparut pas un seul instant de cette manière.

Connaissant mon affection pour les personnes bonnes vivantes, joviales, calmes et pacifistes, je me retrouvai devant un Ange pas très grand, avec un peu d'embonpoint, portant des lunettes et n'ayant plus beaucoup de cheveux.

Il était tellement sympathique et gai, que je pouvais ressentir sa grande gentillesse et son humour chaleureux.

Il commença par me montrer un calepin, où était inscrit la liste des toutes les Âmes qu'ils protégeaient...une sacrée liste, je peux vous le dire !

La liste était classée par date et il me montra le 2 mai, en me disant que c'était toutes les personnes, qui, nés à cette date, lui avait été confiés. Je lui répondis que j'étais du 1er mai et non du 2, ce qui eut comme effet de le faire rire et il me montra mon nom sous ma date de naissance.

Après cette petite explication technique, il me convia à un voyage dans les airs en me permettant de voler. Je pouvais voler naturellement au-dessus des maisons et des champs, et je me sentais totalement à mon aise dans ce moment de partage avec lui.

Il décida soudain qu'il me fallait des vacances ; il me trouva beaucoup trop fatiguée et me demanda où je souhaitais aller si la possibilité m'était donnée.

Je proposai l'Australie et sans comprendre ce qui se passait, je vis s'ouvrir devant moi un tunnel et en le franchissant, je me retrouvai à Sydney. Je me rappelle avec précision que le temps n'était pas au beau fixe et que mon Ange gardien trouvait dommage de rester là. Il me proposa plutôt de visiter le Maroc et encore une fois, je vis le tunnel s'ouvrir devant moi.

Pourtant, j'eus un peu plus de peine à le franchir, car mon cerveau commençait à se mettre à réfléchir et mon ego me bloquait le passage, en me disant qu'il était tout bonnement impossible de se retrouver au Maroc par ce biais.

Mon Ange gardien me dit alors une phrase qui resta gravée en moi : « Ne force rien, laisse aller ! »

A ces mots, je me détendis et je passai le tunnel pour me retrouver dans une petite ruelle du Maroc ; j'entendais les bruits des passants et du zouc non loin de là, je sentais le soleil sur ma peau et les odeurs d'épices et de terre.

Je me réveillai sur cette dernière impression, mais ce moment resta gravé, à jamais, dans ma mémoire et dans mon Cœur.

Cette histoire démontre, que les Anges comme les Archanges, nous connaissent parfaitement et aiment venir à nous sous des traits familiers ou accueillants, pour mieux nous approcher et nous aider.

L'Archange Gabriel, que je côtoie, se démarque par ses cheveux bouclés et sa robe blanche. Au fond, j'ai gardé en mémoire des images de peinture et de descriptions de lui, qu'il utilise à son gré pour mieux se faire reconnaître.

N'oublions pas qu'il est le Messager de Dieu et pour la Bible, le porteur de l'avènement de Jésus à Marie...il se doit une plastique imparable !

Il en est de même pour les couleurs qui le décrivent et que je ressens double : le bleu, associé au chakra de la gorge et donc de la parole, et le rose, symbole de la douceur, de la délicatesse et de l'amour profond qu'il nous porte.

En tous les cas, il donne une vraie impulsion à la compréhension du monde et il aime s'entourer de beauté et d'art.

Gabriel est un formidable conteur et il a besoin de nous connecter à la source de l'enseignement, par la beauté sous toutes ses formes.

La musique a également un rôle prépondérant pour lui, et je n'ai jamais été surprise d'écouter une musique pour y trouver un message ou une réponse.

Depuis longtemps, et encore aujourd'hui, j'aime écouter la radio pour y trouver le morceau qui répondra à mes questions, car c'est encore un moyen simple, pour l'Archange Gabriel, de nous faire comprendre le chemin à suivre.

D'ailleurs, si un objet devait l'identifier aux yeux du monde, je lui prêterais volontiers la lyre et les notes de musiques indissociables de son goût prononcé pour la musique sous toutes ses formes. Mais il est vrai, que je ne l'ai jamais vu avec un objet en main et il n'utilise rien, sinon la force de ses mains, pour guérir et amplifier les Energies d'Amour et de Compassion.

En revanche, il m'a enseigné à utiliser la voix et le chant pour connecter l'Âme au Cœur et à l'Univers. Dans les mantras et les autres chants, il aime que j'utilise le son AUM (le chant de l'Âme, comme il l'appelle) pour mettre l'Âme au diapason d'un soin, d'une énergie ou d'une méditation.

Les sons sont autant de langage que l'Âme comprend et qui lui permet de s'aligner sur une force. Ainsi, personne ne doute du pouvoir de la musique pour faire grandir des plantes ou pour apaiser un bébé ou encore pour calmer un mental récalcitrant, et c'est par ce langage bien particulier, que l'Archange Gabriel aime interagir avec nous pour nous ouvrir à notre potentiel.

Là où Michaël peut utiliser la force et nous mettre devant le fait accompli, Gabriel, quant à lui, suggère sans nous imposer quoi que ce soit et ce, par les mots et bien souvent par la musique.

Il nous met dans les bonnes dispositions pour que le message qu'il nous délivre, nous parvienne directement au Cœur et à l'Âme et c'est probablement la plus grande « malice » de l'Archange Gabriel, que d'attendre le bon moment pour nous donner les réponses à nos questions.

Dans ces moments, nous en venons à désespérer d'avoir un retour à nos prières, alors que Gabriel ne fait que retarder sa réponse pour que nous puissions réellement la comprendre et l'apprécier au moment le plus opportun pour nous.

C'est dans un de ce moment parfait que je vous propose de l'écouter ; son message nous transporte dans la bienveillance des Archanges :

« Chers Amis et Membres de la Terre, j'ai grand plaisir à vous parler aujourd'hui et à vous donner la vision du Monde, tel qu'un humble Archange peut la voir.

Il y a tant de souffrances et tant de beauté qui se côtoie dans votre monde, que je me surprends parfois à chercher les raisons qui poussent tant d'Âmes à y descendre.

Et puis, je me rappelle combien vous avez besoin de vivre des expériences pour devenir la meilleure version de vous-même et je me rassérène, devant la Grandeur infinie de l'Univers et son parfait timing.

Oui, Chers Âmes, vous êtes incroyables à bien des égards, car beaucoup d'entre vous naissez dans les tourments, dans les guerres, dans les doutes et les oppressions, et pourtant vos Âmes veulent donner le meilleur d'elles-mêmes et vivre ce combat avec force et courage.

Je suis toujours tellement fier de vous, Chers Âmes ! Tellement heureux de savoir que vous grandissez, que le monde dans lequel vous évoluez est entrain de changer et qu'il s'ouvre, de plus en plus, à la vigueur des Energies de la Source, elle-même.

J'ai à cœur de vous dire une chose très simple, mais pourtant si importante pour vous tous : ne vous découragez pas !

Tant de misère vous accablent, tant de sentiment de souffrance et d'injustice vous nourrissent de manière démesurée, que vous oubliez qui vous êtes réellement et qui vous devez continuer à être.

L'Âme exceptionnelle (car elle n'est pas autrement je vous le promet) de tout un chacun, mérite de vivre le Bonheur et de connaître l'exaltation de la vie, sous une forme agréable et douce.

Et si vous vivez des travers, des tracas, des douleurs et des injustices, sachez que tout cela prendra fin bientôt, car le monde change et les possibilités qui s'offrent à lui sont multiples et variées.

Aucun Être ne mérite de souffrir et vous êtes la preuve que l'on peut toujours gagner, si l'on croit en soi.

Je vois dans vos Cœurs et à travers vos Âmes, tant de Beauté, tant de Grandeur, tant de Compassion, tant d'Amour et tant de Solidarité, que je m'étonne que vous ne soyez pas encore à l'apogée de l'époque humaine...mais c'est sans compter sur l'oubli...ce même oubli qui vous fait vivre des incarnations par centaines, sans en ressentir les traces.

Pourtant, beaucoup d'entre vous commencent à se réveiller et à se rappeler. En se souvenant, l'humanité changera et saura que le bien triomphe toujours du mal, même si (je tiens à le souligner) dans l'Univers rien n'est bien ou mal...cela est...tout simplement.

Le mal vous rappelle que le bien existe et inversément, mais dans tous les cas, l'Univers aime chaque parcelle de vie...le mal comme le bien...et Il ne m'est aucunes particules d'existence plus en avant qu'une autre. Il permet à chacun de faire son expérience et de découvrir les deux côtés d'une même face.

Vous avez beaucoup de choses à vivre et vous en vivrez encore beaucoup, mais sachez que le calvaire que certains vivent cessera et qu'un nouveau monde se fait déjà jour dans vos consciences, d'heures en heures, de jours en jours, et d'années en années.

Nous avons déjà mis en place énormément de potentiel sur cette Terre, pour permettre à l'émergence d'un nouveau genre de vie de prendre corps.

Les Maîtres Ascensionnés, les Archanges, les Anges, les Êtres des Autres dimensions sont prêts pour l'avènement d'une nouvelle ère terrestre et je vous demande de croire en vous encore plus et de savoir que vous êtes bénis et aimés, à chaque instant de vos vies.

La Vie est un trésor et il n'est nul besoin d'aller chercher des richesses ailleurs que dans l'insondable beauté de votre Âme Universelle et Grandiose, reliée à toutes les autres dans un mouvement perpétuel et dans un tout, qui ne forme qu'UN et un seul Univers.

Que ce message vous touche et vous rappelle que rien n'est jamais perdu !

Je vous salue, Chers Amis et Membre de la Terre, Chères Âmes joyeuses et sages, qui sont en chemin vers l'indicible.

Ma force vous accompagne !

Gabriel »

C'est par ce texte fabuleux, rempli de courage, d'espoir et de lumière, que le périple « Gabrièlien » prend fin !

Il n'a de cesse de vous rappeler à vous-même que les enfants de l'Univers sont les porteurs de la Lumière, et que cette Lumière sera un jour unie à toutes les autres.

ARCHANGE RAPHAËL – « DIEU GUERIT ! »

Le Guérisseur céleste, celui qui donne de son Energie et de ses conseils pour nous apporter soins et protection...voilà comment l'on peut définir l'Archange Raphaël.

Une chose me frappe dès le départ : son besoin d'agir, de faire, d'être dans l'action.

Il n'est pas un Archange de discours, ni de recherche du verbe ; il va droit au but et ne s'embarrasse pas de mots ou d'idées.

Raphaël fut très clair avec moi et m'expliqua qu'il appréciait milles fois aider et guérir de ses mains, que d'expliquer des notions ou des pensées.

Protecteur des animaux et de la nature, il me montra que chaque espèce de cette Planète méritait d'être choyée et aimée.

Il est difficile pour lui de voir la souffrance et de ne pas pouvoir aider, tellement son Cœur le porte à comprendre, à soulager et à aimer.

L'exemple le plus concret que je peux ici partager, concerne mon chien Jake, car c'est grâce à Raphaël que je compris un point important de la guérison.

Mon chien a toujours eu des problèmes d'otites à répétition. Etant ennuyé par des allergies de peau, ses oreilles deviennent, inévitablement, le nid de bactéries et il est souvent nécessaire de les traiter.

Pendant près d'un mois, je l'avais traité, non seulement par des soins énergétiques, mais également en gouttes antibactériennes et j'avais réussi à soigner une de ses oreilles quasiment totalement.

Cependant, la deuxième réagissait plus difficilement et j'avais décidé d'amener mon chien chez le vétérinaire.

Le soir précédent mon rendez-vous médical, l'oreille infectée de Jake se mit à chauffer et je voyais très bien qu'il en souffrait. Il se grattait et ses grattages ne faisaient qu'empirer les choses, amenant l'oreille à surchauffer d'autant plus.

Je ne supporte tout simplement pas que mon chien souffre. Tout propriétaire d'animaux comprendra aisément mon ressenti et je ne trouvais pas de solution pour le calmer, les gouttes ne lui faisant plus beaucoup d'effet.

Désemparée, je décidai d'appeler à l'aide l'Archange Raphaël, en le suppliant de trouver une solution pour calmer les douleurs et l'inflammation de mon chien.

Il ne fallut pas plus de 2 minutes à Raphaël pour me donner un conseil simple : lui prodiguer le secret contre les brûlures.

Je suis effectivement capable d'arrêter les brûlures et les saignements grâce à une prière, mais je ne compris pas immédiatement le rapport entre cette possibilité et la douleur de mon chien.

Raphaël m'expliqua simplement que dans « inflammation », nous retrouvions le mot « flammes » et que littéralement, ce mot voulait simplement dire que les flammes se trouvaient à l'intérieur du corps (in – flammes - ation).

Cela me sembla soudain évident et je pratiquai le secret sur les deux oreilles de Jake pour être sûre de l'aider à 200%.

En à peine 1 minute, l'oreille brûlante de mon chien devint complétement froide et Jake cessa de se gratter, en se couchant tranquillement et en s'endormant jusqu'au matin.

Le lendemain, je pus l'amener chez le vétérinaire et guérir complétement son oreille.

Raphaël m'avait donné le meilleur conseil possible et avait aidé mon chien en 1 minute ; rien que pour ça, je lui en serai éternellement reconnaissante.

C'est dans ces moments de désespoir que Raphaël fait preuve d'un sang-froid à toute épreuve ; il connait les rouages de chaque soin, de chaque guérison et je suis toujours épatée par les effets qu'il produit en un rien de temps.

Durant ma semaine de collaboration avec lui, j'ai beaucoup travaillé les blessures du passé, la régénération et l'évacuation des liens négatifs, capables de mettre à mal notre vie actuelle dans cette incarnation.

Il m'a donné les conseils nécessaires pour créer de nouveaux soins, basés sur les liens des vies antérieures et leur négativité possible sur cette vie.

Tout est lié et Raphaël veut faire comprendre que les lois du Cosmos régisse tout être vivant, sans différence aucune. Quand des événements nous ont mis à mal dans certaines vies, ceux-ci influent sur le cours normal de notre présente existence. Il est parfois nécessaire de couper des liens, de changer l'équilibre des énergies pour permettre un déblocage total d'une situation ou de problèmes récurrents.

Nous sommes des Âmes en constante évolution et nous voyageons de vies en vies, durant des siècles, et c'est dans cet optique, qu'il est nécessaire d'accepter d'aller voir plus loin en soi, pour y découvrir les raisons de nos empêchements ou de nos souffrances.

L'Archange Raphaël est discret, mais présent. Je suis toujours étonnée par son écoute, sa bienveillance, son calme et son ouverture d'esprit.

Il ne cherche pas à modifier nos pensées, notre vision du monde, mais plutôt à l'enjoliver, à la guérir par sa simple présence.

Avec lui, on redécouvre nos propres capacités de guérison, nos forces intérieures, car il sait l'étonnante alchimie qui fait vibrer nos cellules et notre corps.

S'il est fascinant de travailler à ses côtés, il est également très rigoureux et pointilleux sur le modus operandi de mes soins, récitations, prières ou méditation.

Pour lui, le verbe va au-delà de la parole, il guérit, il exalte et il distille le médicament nécessaire à chacun. Autant vous dire, qu'on ne rigole pas avec le protocole. Il m'a demandé plusieurs fois de relire, de reprendre des textes, des prières, de bien comprendre l'impact d'un geste et d'un acte.

Raphaël est un Archange clair et précis, amis des animaux et de la nature, et ouvert au renouveau ; nous ne pouvions pas avoir meilleur Médecin Céleste que Raphaël...je peux vous le dire !

La couleur qui le caractérise est évidemment le vert. Une couleur que nous utilisons tous depuis la nuit des temps pour marquer la guérison, l'apaisement et le calme.

D'ailleurs, de quelle couleur est l'enseigne des pharmacies encore de nos jours ? Je vous le donne en mille...le vert !

C'est également la couleur du chakra du cœur. Chakra central par excellence, c'est par le cœur que tout se transforme et se meut.

Le Cœur est avant tout relié à notre Âme et en travaillant ce chakra, nous mettons en avant la force même de la Source, celle qui nous a vu naître et qui nous connaît sur le bout des doigts.

L'Archange Raphaël n'utilise que ses mains pour faire descendre le fluide protecteur et guérisseur sur nous et nous apporter la force et la vivifiante énergie de renaissance.

Aucun doute que Raphaël va droit au but et même si son habituel introspection et silence lui va comme un gant, il lui arrive de poser des idées, des pensées et de nous montrer une autre facette de la Vie. Je vous invite à le lire :

« Chers Âmes de Gaia, je suis heureux de vous parler, même si je préfère largement les actes.

Pourtant, je sais que vous apprécier de ressentir ma présence pour vous en imprégner et vivre, un instant, mes conseils…alors soit ! Je vous donne ce texte, comme cadeau et guérison de vos maux…

Il y a beaucoup de souffrances dans votre Monde, mais je serai tenté de dire que cette souffrance est nécessaire. Elle ouvre les portes de votre conscience et vous voyez en elle, une raison toujours plus grande de vous battre et de trouver de nouvelles manières de lutter pour la vérité, la guérison et la compréhension de chacun d'entre vous.

Je suis, depuis toujours, partisan de la beauté de vos Âmes et j'aime à voir les progrès et les évolutions qui sont vôtres.

Néanmoins, j'attends encore plus de vous. J'attends plus de retenu dans la main qui tue et plus d'Amour dans les lèvres qui s'embrassent.

Vous oubliez trop souvent que vous ne faites qu'Un et que les animaux, les enfants, les adultes, les vieillards, les arbres, les insectes et toutes les espèces vivantes sont identiques et ressemblantes en tout point.

Dans leur poitrine, vibre un cœur et de ce cœur naît des émotions et de ces émotions, vibre une Âme aux confins de l'Univers qui ressent l'appel de la Source.

A chaque instant, le temps se suspend devant ces Âmes frères et sœurs de l'Infini, et de ces appels ressortent le sentiment toujours plus grand de la cohésion des membres de cette grande famille Universelle.

Pourquoi oubliez-vous, ou plutôt, voulez-vous oublier ce miracle ?

Aucune espèce ne mérite d'être inférieure ou tributaire d'une autre, et l'incompréhension de certains face à ce parallèle, me pousse à m'interroger sur les raisons de leur mise à l'écart.

Vous savez, les espèces naturelles vous donnent, avec grâce et bienveillance, leur vie pour vous nourrir et vous donner les forces nécessaires à votre cheminement spirituel, et vous ? que faites-vous pour les remercier ?

A quel moment vous êtes-vous demander si le bœuf n'avait pas peur de la mort ? A quel moment vous êtes-vous demander si la sauterelle n'avait pas peur de la mort ? Et A quel moment vous êtes-vous demander si la vache ne souffrait pas d'être séparé de son petit ?

Vous êtes tous sur un même pied d'égalité, car il n'existe aucune sous-espèce...et au contraire...

Ces espèces tuées pour leur viande et leur produit vous démontrent chaque jour la grandeur de leur Âme en sacrifiant leur vie pour faire vivre la vôtre.

Un mot de remerciement s'impose, une mort digne se réclame et un respect se doit !

Vous n'êtes pas chassés dans votre civilisation, mais cela ne vous donne pas le droit de tuer, à tout va, pour montrer votre supériorité.

Si demain votre Terre se peuplait de dinosaures assoiffés de chairs et de sang, vous sentiriez-vous toujours aussi puissants ?

Mon Amour pour vous est immense et insondable, mais pas moins grand qu'il ne l'est pour toutes les espèces du Cosmos, de l'Univers et de la Source même. Je vous encourage donc à aimer vos animaux et à leur prendre la vie dans le respect et la bienveillance de l'Âme immense qu'ils possèdent en eux.

Je terminerai en vous disant que l'existence est une fleur, une fleur qui s'épanouit chaque jour, et ivre de lumière, d'eau et de senteurs, elle finit un jour par disparaître pour laisser place à une nouvelle fleur.

Ainsi est la Vie et ainsi restera-t-elle toujours, dans le recommencement éternel de la Flamme magnifique qui vous habite.

La fleur qui épanouit votre Âme s'appelle l'Amour et c'est par cette fleur que tout peut toujours recommencer.

Pensez-y, Chers Âmes !

Mon cœur déborde de joie pour les temps prochains, car je sais qu'ils seront porteurs de Bonheur. En attendant, je vous demande de réfléchir sur la vie de vos semblables...et pas seulement du nom d'humains.

Amitiés Célestes !

L'Archange Raphaël »

Raphaël voulait marquer vos esprits par un texte différent et original ; un texte découvrant l'empathie gigantesque qu'il possède à l'égard de tous, animaux y compris.

Il voit que l'Amour finira par triompher et que c'est parfois dans les souffrances, que l'Âme apprend et se fortifie.

Je sais qu'il condamne la noirceur de la Vie, préférant la beauté, l'enthousiasme et la délicatesse d'une compréhension mutuelle, mais il connaît le début de chaque chose et sa fin évidente. Il peut donc, d'autant mieux, saisir la raison des moments difficiles et leur possible revirement.

Il veut nous aider en ce sens, mais je pense qu'il souhaite que nous fassions aussi notre cheminement intérieur, de manière indépendante et salutaire.

C'est probablement, toujours et encore pour cela, que lui et tous les Archanges ne s'immiscent jamais dans nos vies sans y être invités. Ils reconnaissent l'importance du libre-arbitre et de la capacité de chacun à faire de sa vie, ce que son Âme souhaite avant tout, même si le chemin pour y arriver est pavé d'épines.

L'Archange Raphaël guérit, prodigue Amour et Espoir, donne un sens à nos maux pour leur permettre de s'exprimer par le

Verbe, mais il ne sera jamais envahissant et il attend toujours notre bon vouloir pour nous aider.

Une semaine pleine de remise en question et de recherche m'a été donné de vivre avec lui et je l'en remercie.

Il n'est pas guérisseur pour rien…à n'en pas douter !

ARCHANGE METATRON – « CELUI QUI OCCUPE LE TRONE A COTE DE CELUI DE DIEU »

J'avoue avoir eu une légère appréhension en sachant que j'allais rencontrer l'Archange Métatron.

Sa réputation de Grand Archange de la Connaissance, du Savoir et des Mémoires Akashiques le précédait et je me sentais toute petite, face à cet Archange si impressionnant de prestance et de force.

Il est, pour certain, le Chefs des Archanges et il impose son aura de Savoir à n'importe qui. Autant dire que ça ne rigole pas...enfin, je le croyais dure comme fer.

Pourtant, il me mit très vite à l'aise, s'amusant de ma « peur » et de ma timidité à son égard.

Il se montra à moi sous des traits amicaux ; sa barbe et sa toge bleue, lui donna un aspect de professeur des Cieux.

« Je ne suis pas si terrible que tu sembles le croire ! » me dit-il et la semaine que je vécu en sa compagnie me le confirma.

Le seul point important, que l'Archange Métatron aime à mettre en avant, est le Respect. S'il m'arrive de dire juste « Métatron » en parlant de lui, il me reprend avec une voix amusée et me demande de reformuler en « Archange Métatron ».

Il est le seul à demander de mettre autant de formes dans les interactions verbales, car pour lui, on ne badine pas avec le protocole.

Mais je vous rassure, il fait toujours usage d'humour pour expliquer ou reprendre une information erronée.

Avec lui, les vies antérieures, les mémoires et les souvenirs prennent un sens démesuré et il donne une importance forte au Verbe sacré et à sa géométrie.

Les mots sont sacrés et nous l'oublions trop souvent. Ainsi, une personne passant son temps à se dénigrer, finira par créer les conditions sine qua non pour vivre dans le malheur le plus total.

Au contraire, une personne mettant en avant ses talents et les revendiquant à foisons, se verra connaître le succès par les mots positifs qui rentreront en résonnance avec l'Univers.

Tout est là...la Magie commence par des mots et finit par des actes !

L'Abracadabra des magiciens ne ressemblent à rien et amuse beaucoup la galerie, mais pourtant, c'est l'idée forte qui prédomine ce concept qu'il ne faut pas occulter.

La Parole et les Mots ont un pouvoir magique, lié à la géométrie sacrée.

Un mot est composé de lettres, qui ont été créés dans la nuit des temps, grâce à la géométrie ; cette même géométrie, que l'on retrouve chez les architectes des cathédrales, a permis d'inventer l'écriture et ses lettres, et d'amener les mots (ou maux) dans nos dictionnaires d'aujourd'hui.

Vous comprenez donc mieux la raison de l'importance, pour l'Archange Métatron, du bon sens des phrases et de leur bienséance.

Comme tous bons professeurs, l'Archange Métatron ne donne pas de solutions toutes faites, mais demande à l'apprenant de réfléchir par lui-même sur les tenants et les aboutissants d'un problème ou d'une question.

Il m'arrive parfois de m'énerver un peu devant le mutisme qu'il me propose.... « Et toi ? qu'en penses-tu ? », « que ferais-tu en reprenant ton problème dans un autre sens ? », « Vois-tu le concept derrière l'idée ? » ...AAAAHHHHHH !!

Oui ! il réussit parfois à me mettre hors de moi, mais il sait pourquoi il le fait.

Sa force réside dans l'impassibilité et dans le calme total, presque assourdissant, qu'il dégage. Une sorte de force sourde, impénétrable et transcendante le caractérise.

Il n'a pas besoin de dire ou faire pour exercer son « autorité », il lui suffit d'être.

Sa couleur de prédilection est double et compose l'élément dont est fait le disque qu'il utilise lors de mes soins.

De ses mains, il créé facilement un disque aux couleurs de l'or et de l'argent, capable de scanner une personne et réinitialiser son Âme, ainsi que les mémoires qui la composent.

Ses vibrations sont particulièrement fortes et je dois avouer que je ressens les autres Archanges très appliqués en la présence de l'Archange Métatron. Il donne une forme plus ritualisée et chargée de sens, dans chaque action qu'il pose.

C'est son goût du Savoir, qui le relie particulièrement à l'Archange Gabriel.

En effet, si Gabriel se rapproche des enfants et désire donner un poids important à leur éducation, l'Archange Métatron met en avant l'enseignement, pour expliquer notre vie sur Terre et le besoin naturel que ressent notre Âme à apprendre et à comprendre pour mieux évoluer.

Pour l'Archange Métatron, l'Âme vient ici-bas comme l'on se rend dans une classe d'école enfantine. Celle-ci commence son périple en expérimentant et en apprenant de sa vie terrestre. A son retour vers la Source, elle passe une sorte « d'examen », qui lui permet de mettre ses connaissances en place et de décider à quel degré, elle doit maintenant continuer son périple.

Chargée de son bagage d'apprenante, l'Âme redescend en classe primaire ou secondaire, et ce, jusqu'au seuil le plus élevée. C'est pourquoi l'Archange Métatron s'amuse beaucoup de l'importance que nous donnons à l'âge dans notre existence terrestre et à l'apparente « inaptitude » que l'on croit voir en un jeune, a contrario, de la sagesse d'un ancien.

Pour l'Archange Métatron, l'âge humain ne signifie rien, sinon le temps des expériences de vie de chacun, mais il ne mentionne pas les capacités intrinsèques d'une Âme.

Une veille âme peut revenir pour la 2000ème fois sur Terre et porter les vêtements d'un jeune homme ou d'une jeune femme, alors qu'une jeune âme peut arriver pour la 1ère fois ici-bas et devenir une personne âgée respectable, mais pas encore assez expérimentée.

Le savoir ne s'acquiert pas en une vie, mais dans les nombreuses existences de chaque Âme.

Ainsi, l'Archange Métatron aime à voir les comparaisons étonnantes que nous donnons à l'intelligence, au savoir et à la sagesse, en ne nous basant uniquement que sur le concept terrestre de la vie et non sur celui du Temps Céleste.

J'aimerais maintenant laisser la parole à ce Grand Archange et à son Savoir infini, dans le message que je vous retranscris ici :

« A l'Unisson je vous salue et vous remercie de me lire, par l'entremise de Vanessa.

Qu'elle soit ici remerciée des efforts fournis pour nous permettre de nous faire connaître de tout un chacun !

« Il n'y pas une seule Vie, mais plusieurs vies en une seule ! »

Cette phrase ne signifie peut-être rien pour vous, mais elle veut dire beaucoup par la grandeur qu'elle suppose.

Vous êtes tous et toutes les réceptacles des expériences de votre passée. Derrière l'Âme Gigantesque qui vous lie à l'Univers, se cache une multitude d'événements, de rencontres, de souvenirs, de liens, qui mit bout à bout, représente une somme incroyable d'informations.

Quand vous pensez n'être qu'un grain de sable dans la Mer Infini du Cosmos, vous oubliez que l'Univers est en vous et qu'il suppose une infinité de possibilité et d'existence vécues, en bien comme en mal.

Je m'évertue à vouloir démontrer votre Grandeur à chacun d'entre vous, mais je n'y arrive pas toujours et me confronte à vos idées et pensées sur la différence entre le petit et le grand, entre le bien et le mal, et entre le blanc et le noir.

Tout sur cette Terre est comparaison, complexité et inventivité à la fois. C'est dans ces conditions que vous avez choisi de vivre cette incarnation, mais en oubliant la Beauté qui vous caractérise et le savoir qui vous pousse en avant, vous ébranlez les valeurs que vous devriez défendre et revendiquer.

Votre puissance est si Grande et vos Capacités si étonnantes, qu'il m'est parfois difficile de ne pas regarder vos doutes avec un sourire et un regard ironique.

Comment pouvez-vous croire que vous ne savez rien, que vous ne pouvez rien ? Que tels les jouets du destin, vous naviguez en eaux troubles et profondes, sans pouvoir vous raccrocher à rien ?

Plusieurs d'entre vous vivez dans la peur de l'erreur, dans la peur de l'après, dans la peur du châtiment. D'autres, au contraire, se rit des conventions, préférant la science et dénigrant l'Univers.

Chacun trouve dans cette existence une raison d'avoir raison ou tort de son choix, mais je vous le dis : cela n'a aucune espèce d'importance !

Que vous croyez ou non, que vous espériez ou non, vous vivez tous la même expérience, seul votre vision du monde diffère, mais vos Âmes sont similaires. Elles n'ont juste pas nécessairement envie de vivre la même expérience et préfèrent les idées de la science, de la religion, de la magie ou autres.

Pour nous, Archanges lumineux et bienveillants, cela n'a aucune importance et nous ne mesurons pas vos capacités à l'aune de votre foi ou de vos croyances.

Nos espoirs vont plus loin et plus haut, pour les Âmes magnifiques qui vous caractérisent. Vous êtes tellement proche du Divin, de la Source que nous ne doutons pas un instant des merveilles qui sont vôtres.

Ce qui nous désolent résident dans vos hésitations, vos peurs, vos doutes et votre inconstance.

Nous ne souhaitons rien de plus que vous aider et notre Savoir devrait vous permettre d'en découvrir plus sur vous-même, pour mieux vous préparer, vies après vies, aux expériences qui vous attendent.

Je sais que les Êtres humains sont promis à de merveilleux lendemains et je me réjouis toujours quand j'entends la ferveur et le bonheur dans vos Cœurs.

Il n'y a pas un instant plus beau que celui qui me rapproche de vous...de vos Âmes et je vous demande de ne pas hésiter à regarder le Ciel et à nous appeler.

De mes connaissances infinies, je tiens à vous dire que l'humanité à évoluer grandement et mérite d'être, bientôt, sauvée et soutenue dans son travail d'évolution.

Les siècles changent, les vies passent et je suis fier de vous. Je sais combien, certains d'entre vous, avez souffert et souffrent encore, mais je suis heureux de vous dire que le combat est résolument gagné.

Ne laissez pas la peur vous éloigner de vos buts, ne laisser pas la peur vous éloigner les uns des autres et rappelez-vous que tous ensemble, vous former le TOUT uni de la grandeur de l'Univers.

D'autres peuples, sur d'autres planètes et galaxies, attendent de vous voir parvenir au stade supérieur du développement et nous savons que ce moment arrive de plus en plus vite.

Vous avez en vous des mystères et des savoirs cachés, à découvrir et à redécouvrir. Je vous encourage à apprendre et à aller au-devant des capacités insoupçonnées de votre Être.

Je me réjouis de vous retrouver, Chères Âmes, le jour venu, dans la lumière infinie de la Source et je me réjouis encore plus de savoir que vous comprenez de mieux en mieux, que la séparation n'existe pas ; que les mondes ne se séparent pas dans l'immatérialité.

Chers Amis, je vous demande de croire en vous à chaque instant et de montrer vos talents, vos capacités. De vous ouvrir à la différence et aux potentiels énormes de vos Âmes.

Soyez remerciés de tous les efforts que vous avez déjà fournis et que vous fournissez encore, pour faire de cette dimension, une dimension d'Amour et d'Equilibre.

Soyez fiers de tout ce que vous avez accompli !

Salutation Célestes de l'Archange Métatron »

Ainsi se termine ma rencontre avec l'Archange Métatron, qui aura donné beaucoup de lui durant la semaine que j'ai passé à ses côtés.

Il m'étonnera toujours par la simplicité des explications et l'évidence des notions, parfois complexes, qu'il arrive à expliquer et à transmettre.

On ne communique pas avec l'Archange Métatron, on communie avec lui et on découvre à son contact, la force et la confiance qui émane de lui, mais qu'il nous montre comme émanant, avant tout, de nous.

Il va chercher dans les profondeurs de notre Être les explications les plus incroyables et il sait quand nous sommes prêts à les entendre.

A présent, je vous propose de rencontrer un Archange tout en discrétion et en ingéniosité.

ARCHANGE URIEL – « LUMIERE DE DIEU ! »

Je vous présente le « MacGyver » des Cieux.

Oui ! l'Archange Uriel est d'une ingéniosité folle et d'une très grande inventivité.

Il aime la création et apprécie les personnes aventureuses, créatives et inventives.

Uriel a la capacité de mettre de la Magie dans chaque événement de la vie ; il est tellement rempli d'idées et de joie, qu'il aime transmettre les solutions, les créations et les inventions que nous n'imaginons pas au premier abord.

Uriel m'a dit être particulièrement ami avec Michaël, car ils se comprennent très bien, par leur côté farceur, drôle et décalé.

Ils n'aiment pas le sérieux rigoriste de la vie de tous les jours et préfèrent l'impétuosité et la générosité des échanges, tant verbaux que relationnels.

Uriel m'a fait l'effet d'une bouffée d'air frais, après une semaine plus directive et plus « contrôlée ».

Pourtant, c'est en sa présence que j'ai réalisé les 3 soins les plus forts et les plus épuisants qui m'étaient donnés de vivre.

Il m'a proposé de penser à des soins plus ouverts vers la méditation et la connexion directe avec les Archanges. En me demandant de traiter les thèmes de l'Amour, de l'Abondance financière et des Dons, il voulait « ratisser » large et penser aux problèmes les plus connus du genre humain.

Uriel s'est particulièrement investi dans le soin de la découverte des dons, dans lequel il voulait permettre à tout un chacun, de découvrir ses potentiels et de renforcer ceux qui les utilisaient déjà, mais toujours dans son habituel décontraction, en voulant lui donner une impression de célébration et le mettre en avant de cette façon.

En prononçant une forme de sermon durant ce soin, Uriel avait également à cœur de donner une responsabilité à tous ceux qui sont porteurs de capacités particulières.

Pour lui, se souvenir du devoir lié aux dons que nous possédons, lui semblait évident et primordial.

Utiliser ses dons avec Amour, Compréhension, Ouverture et Respect revêt un caractère sacré, qui mérite une implication complète de son possesseur, d'où une prière toute particulière qu'il a bien voulu me transmettre, mais que je ne mentionnerai pas ici, tant elle est puissante et liée totalement à ce soin.

Malgré la rigueur et la grande énergie que j'ai dû utiliser durant cette semaine, la présence d'Uriel m'a permis de me concentrer à fond sur le moment présent et à savoir me déconnecter quand cela était nécessaire.

Il a su donner tout son sens à la phrase « Carpe Diem », et je dois avouer que cela fait du bien de pouvoir travailler dans la concentration et la rigueur, tout en pouvant se détendre et lâcher du lest au moment opportun.

Uriel a voulu mettre en avant mes talents et mes dons en me permettant de vivre des nouveautés, et je lui en suis particulièrement reconnaissante.

Durant cette semaine, il a toujours su trouver les solutions quand la situation semblait bloquée.

Une panne d'ordi, un mauvais timing, une nervosité de dernière minute...Uriel s'occupe de tout et m'a fait déstressée en moins de deux.

Il n'est jamais pris au dépourvu et il nous enseigne à réfléchir avec pragmatisme et originalité.

Autant un événement imprévu peut être considéré dans son ensemble et nous demander une réflexion assidue, autant il peut être contourné avec créativité et bon sens, en regardant ce que nous avons en poche et comment l'utiliser pour améliorer les choses.

Uriel ne sort pas de couteau suisse de sa poche, mais il utilise avec plaisir les cristaux et leur pouvoir pour amplifier les effets des soins.

Il m'a clairement demandé de les utiliser et il m'a amené à découvrir une nouvelle facette de mes connaissances.

A travers cette semaine chargée en énergies, j'ai pu constater l'étonnante force que pouvais émettre un soin accompagné des Archanges et je suis toujours aussi impressionnée des résultats.

Uriel est un Archange également très discret ; il ne vient pas nécessairement à ma rencontre, mais attend que je lui parle.

C'est très agréable de sentir son humour et la décontraction dont il fait preuve.

Il est aussi joyeux que la couleur orange qui le caractérise et qu'il m'a demandé d'utiliser.

C'est un Archange au regard jeune et inventif, qui aime le dynamisme et les capacités insoupçonnées des Êtres. Pour lui, tout est possible et rien n'est un frein aux espoirs et aux rêves.

La phrase : « Quand on veut, on peut ! », le caractérise très bien et met en avant sa détermination et son calme.

Je crois qu'au fond, Uriel ne s'explique pas...il se vit ! Car il y a en lui tellement de paradoxe, qu'il est difficile de vous le décrire exactement.

Tantôt drôle et extravagant, tantôt discret et pudique...il aime jouer sur les contrastes et c'est ce qui le rend unique et tellement attachant.

Le visage que je perçois de lui, est celui d'un jeune homme blond, au regard malicieux et au sourire sincère et amical.

Un Archange ouvert aux autres et créant à loisir des nouveautés, tant dans les échanges que dans les procédés.

Mais je préfère largement lui laisser la parole, parce qu'il saura vous donner un aperçu de son incroyable bonhommie et sympathie :

« Chers Amis de la Terre,

Vanessa aura certainement fait part à vous tous, de mon incroyable sens de l'humour et de mon envie toujours plus grande de donner à tout un chacun du Bonheur ?!

Et bien, je vais donc vous parler avec Cœur et Respect, et avec l'humour qui me caractérise, pour vous dire que vous avez tous raison d'espérer et d'être heureux dans vos vies.

Vous ne devriez pas vous appesantir sur la vie comme vous le fait, car elle est avant tout une expérience et un jeu, certes parfois dure et compliquée, mais malgré tout un jeu et une formidable opportunité de vivre de nouvelles aventures, en osant aller de l'avant et vivre avec votre cœur.

Je suis toujours étonné par le nombre de personnes qui souffrent et qui cherchent à l'extérieur d'eux-mêmes la solution. Mais il n'existe aucune solution à l'extérieur de soi. Rien n'est plus juste que de regarder dans son cœur à la recherche des solutions nécessaires à son évolution.

On ne peut pas croire en l'Univers, si l'on ne fait pas silence pour apprécier la Grandeur du Ciel et de la Terre. Il en est de même pour vos problèmes...vous ne pouvez pas trouver la solution, sans faire silence et écouter votre Cœur et votre Âme.

Pourtant, j'ai remarqué que beaucoup sont emprunt de rigueur et de châtiment, à vouloir trop bien faire, trop faire juste et je me surprends à ne pas toujours comprendre les raisons d'un tel méli-mélo.

C'est en faisant silence, en attendant tranquillement, sans s'inquiéter, que la réponse à vos questions se trouve. Il n'est nul besoin de s'éreinter, de courir, de chercher ou de prendre la fuite, mais juste d'accepter le silence comme unique moyen de trouver la solution.

J'ai malheureusement trop souvent vu votre peur...la peur du silence, de l'inaction, de l'inconnu, comme frein évident de votre mutation et de votre grandeur.

Vous oubliez trop souvent que tout à commencer dans le silence et que tout finira dans le silence, avant le retour de la Lumière et de la compréhension incroyable de vos vies et de vos incarnations.

Je suis heureux de savoir que vous grandissez et que vous comprenez de mieux en mieux, mais je reste, malgré tout, dubitatif devant la complexité de vos pensées et l'inadéquation de vos actes, face aux problèmes qui vous taraudent.

Je serais encore plus heureux lorsque je verrai, en chacun d'entre vous, un Sourire sincère face à la peur, un Amour pur face à la haine et une vraie envie de Bien faire face aux impostures du temps.

Car oui…vous vous évertuez à croire que le temps passe, que le temps change, que la vie est juste un passage, mais cela va au-delà du Temps. Le Temps comme vous le définissez n'existe pas, il n'est qu'une image de votre mental et une manière de comprendre la vie que vous expérimentez ici-bas, mais le Temps est une image en perpétuel mouvement. Le Temps n'a ni début, ni fin…il continue inlassablement de tourner et de donner un sens approximatif à vos pensées, à vos actes, à votre naissance comme à votre mort.

Je suis de ceux qui croit que l'humanité peut et doit grandir, mais je suis surtout de ceux qui voit la grandeur du Tout et je m'évertue à penser que vous pouvez la voir, vous aussi.

Alors ne mettez plus la faute sur le Temps, sur la Vie, sur les Problèmes, sur les Solutions ou sur les Questions, pour justifier que vous n'y arrivez pas ou que le chemin vous semble trop dure. Mettez plutôt la faute sur votre incapacité à faire silence et à accepter votre silence comme seul moyen de trouver en vous les richesses de votre Âme.

Je finirai en vous donnant un exemple plus parlant, car moins conceptuel :

Prenez une horloge !

Cette horloge tourne dans le sens des aiguilles d'une montre…et vous en avez tous au poignet.

Maintenant, imaginez que les aiguilles tournent à l'envers…est-ce que le temps irait, lui aussi, dans l'autre sens ?

Verriez-vous les oiseaux voler dans le sens inverse ou les nuages changer de direction ?

Non ! les aiguilles ne sont pas le Temps, car le Temps ne peut pas réellement se mesurer. Il est dans l'inconstance terrible de l'Infini…et si je dis « terrible », c'est qu'il suppose une telle grandeur, qu'il ne peut pas être expliqué…

Vous avez tort de croire que la Vie à une fin et un commencement, vous avez tort de croire que vos problèmes continueront d'exister dans le brouhaha de vos vies.

Tout change, tout passe, mais surtout rien n'est exactement comme vous croyez qu'il est !

Le Temps n'est qu'une illusion, comme la Vie n'est qu'un jeu et vous avez décidé de jouer ce jeu pour en apprendre plus sur vos existences d'âmes, mais ne laisser par le Temps vous empêcher d'être heureux et chercher dans le silence, dans le vide, le calme, l'inaction, les réponses à vos questions…car elles ne sont pas ailleurs.

Que cela soit dit et compris de vous tous, Chers Amis de la Terre !

Je vous embrasse du Haut Céleste !

Archange Uriel »

Ainsi se termine (si tant est que la fin puisse exister !), mon voyage en compagnie de l'Archange Uriel…Le Physicien, Ingénieur, Créateur et Amuseur Céleste !

Il est dans la Beauté du Cœur et dans la Créativité des Cieux, et je suis toujours touchée par sa simplicité et son incroyable vision d'ensemble.

Uriel trouve toujours le meilleur moyen de nous simplifier la vie et je suis impressionnée par les idées qu'il propose, par les concepts qu'il défend et par l'ingéniosité qu'il déploie pour nous aider à aller de l'avant.

Uriel n'a pas de coupe mulet ou de couteau suisse, mais je finis par me demander s'il ne les a pas inspirés…

Générique !!

ARCHANGE SANDALPHON – « LE FRERE »

Sandalphon est décrit pour beaucoup comme le frère de Métatron, mais je dois avouer que j'ai n'ai pas ressenti ce lien de parenté.

A l'image de Michaël ou d'Uriel, l'Archange Sandalphon est tout en bonne humeur et en joie perpétuelle.

Il est également toujours prêt à trouver une idée, un conte, une histoire pour donner corps à la Grandeur Céleste.

Le terme « d'Archange écrivain » pourrait lui convenir et il a tellement d'inspiration, qu'il transcende chaque journée par des idées et des pensées originales.

Des quelques jours passés avec lui, pas un seul n'a été ennuyeux et tout au contraire, ils furent porteurs de pensées brillantes et d'histoires simples, mais profondes.

En cela, je pourrais trouver des similitudes entre l'Archange Métatron et Sandalphon, tant leurs esprits regorgent de « merveilles » à déverser sur nos Cieux.

Tellement de poésie, d'images douces, mais aussi d'humour et de dérision, que je me suis sentie en vacances, prise dans un tourbillon d'énergies fortes et gaies.

Une joie transmise chaque jour, dès mon réveil, par les joyeuses interactions de Sandalphon et ses histoires amusantes, posées et parfois un peu enfantines.

J'aimerais ici vous partager le conte qu'il m'a transmis une nuit, vers 1h du matin, et que j'ai écris d'une traite avec plaisir et amusement, tant cette histoire était plaisante.

C'est parti !

Dans un champ, un homme labourait hardiment et comptait chaque graine de sa récolte, avec joie et entrain.

Il pensait à toutes les choses merveilleuses qu'il pourrait s'offrir, quand la récolte vendue, il recevrait les fruits sonnants et trébuchants de son labeur.

Il chargeait chaque jour ses kilos de blé dans une charrette et voulait, à tout prix, les garder dans une grange à l'abri des voleurs.

Il craignait tellement la pluie et le feu, qu'il avait recouvert sa grange d'une bâche solide et d'un béton gris sombre et morne.

Les autres villageois finirent par prendre la grange pour un château.

Oui...au fond, elle ressemblait de plus en plus à un château.

Le blé continuait de s'entasser, et à chaque sac supplémentaire, l'homme rajoutait une précaution supplémentaire.

Après la pluie et le feu, voilà que le vent l'inquiétait et une tourelle géante fut construite, pour vérifier chaque jour, la direction d'Eole et sa force.

Ensuite de quoi, l'homme fit construire une porte imposante et cadenassée, ressemblant fortement à un pont-levis et tellement haute qu'elle finit par se voir à des kilomètres à la ronde.

L'homme, toujours anxieux de perdre son précieux trésor, construisit une tourelle supplémentaire pour scruter les environs, à la recherche d'un quelconque brigand.

La récole touchait à sa fin et l'homme, fier de son travail et de son blé, décida qu'il devrait le laisser quelques temps à l'abri des regards et qu'il en tirerait un bien meilleur prix, s'il attendait la fin de la saison prochaine pour le vendre.

Toutes ses maigres économies avaient été englouties dans la grange imposante et modifiée, qui gardait protégé le blé de si bonne qualité, dont se vantait son propriétaire.

Ses voisins n'osaient plus venir chez lui, sa femme et ses enfants ne le voyaient plus, trop occupé qu'il était à surveiller son trésor, et bientôt la nourriture manqua.

« Mais quelle importance ! », pensait l'homme, « Bientôt, j'offrirai de belles tenues à ma femme et à mes enfants, une nourriture succulente garnira notre table et j'agrandirai la maison ! »

Tous ces rêves méritaient bien tant de sacrifies.

Si occupé qu'il était à scruter l'horizon et à humer le vent, l'homme en oubliait de vivre et de regarder l'état du blé, enfermé à l'abri des convoitises.

D'ailleurs, pourquoi aurait-il regarder à l'intérieur de cette grange si vaste et remplie du sol au plafond du blé merveilleux, doré et craquant à souhait ?

Les jours passèrent, puis le mois et la saison marqua la fin de l'attente. Le blé était prêt à être vendu au meilleur prix.

L'homme était fatigué, sale et affamé et sa famille transit de froid et de peur.

L'homme décida donc de descendre de sa tourelle et se planta devant la porte géante, visible de tous, et protégeant le rêve de toute une vie.

Il sortit de grosses clefs de sa poche et les avança timidement vers la serrure, les mains tremblantes d'excitation.

La porte s'ouvrit dans un craquement sonore, que tous les villageois entendirent.

Curieux, ils s'approchèrent de leur fenêtre et essayèrent de distinguer ce qui pouvait bien se passer.

L'homme attrapa les poignets de la porte et les poussèrent fébrilement, les yeux pleins d'étoiles et le cœur léger.

Mais soudain...son cœur s'arrêta d'effroi !

La porte s'ouvrit sur une pièce vide, jonchée de sacs vides.

L'homme se précipita à l'intérieur, souleva les sacs vides, toucha le sol et balaya du regard chaque recoin de la pièce, découvrant avec stupeur tout son travail envolé.

Et là...dans un coin sombre, sous des sacs éventrés, il aperçu le voleur...l'ingrat voleur qui venait de le privé de ses rêves...une souris !

Oui...une souris et pas qu'une ! Pendant tous ces mois de surveillance, l'homme avait gardé à l'œil tous les pièges tangibles environnants : le feu, la pluie, le vent et les voleurs, mais pas un seul instant, il n'avait regardé à l'intérieur.

Pendant tous ces mois, des souris, attirées par l'odeur, s'étaient faufilées dans un trou et avaient grignoté, tiges par tiges, morceaux par morceaux, le blé doré et savoureux.

L'homme avait tout perdu.

Un vieil homme, qui s'était approché pour mieux voir se qui se passait, s'aventura dans la grange et trouva l'homme à terre, le visage dans les mains, éprouvé de douleur et de chagrin.

Il le releva et lui dit : « Qu'avez-vous cherché à faire ? Pourquoi tant de précautions extérieures ? Votre trésor méritait d'être apprécié de tous sans attendre, car les bienfaits doivent être partagés. »

L'homme lui répondit : « J'avais si peur de tout perdre et je rêvais tellement d'un futur plus merveilleux, que j'ai tout sacrifié...aujourd'hui, il ne me reste plus rien ! »

Le vieil homme lui dit alors : « A chaque instant, les trésors de la vie nous sont donnés et il faut savoir les apprécier. Rien ne se vit jamais dans le futur, car tout démarre dans le présent ! »

L'Archange Sandalphon n'a pas voulu me donner la morale de cette histoire, tenant profondément à ce que chacun puise dans ses convictions profondes, ses troubles, ses manquements et ses failles, la logique personnelle que cette histoire aura suscitée.

Pour ma part, je ressens deux points importants dans ce conte :

Tout d'abord, la certitude que l'homme avait tout pour être heureux : une femme, des enfants, une maison, un champ et de quoi manger. Ce sont ses rêves de grandeur qui l'ont amené à délaisser ce qu'il avait de plus cher, pour imaginer quelque chose d'encore plus grand, mais totalement incertain. C'est dans le contentement de son Bonheur que l'on peut trouver le premier point important de cette histoire.

Ensuite, on pourrait également parler du trésor que nous avons tous à l'intérieur de nous, mais que nous ne voyons pas, trop absorbés par les biens matériels, les peurs extérieurs et les distractions futiles. Nous sommes porteurs d'immenses trésors dans notre Cœur et dans notre Âme ; à nous de les voir et de les apprécier avec Joie, en sachant qu'à force de ne regarder qu'autour de soi, on en oublie de regarder à l'intérieur et on finit par assécher nos richesses profondes.

Voilà, ce que je peux tirer comme conclusion de cette histoire, mais bien sûre, elle n'appartient qu'à moi et ne sera peut-être pas la même pour vous.

L'Archange Sandalphon a mis en avant beaucoup de notions, durant cette semaine et il a aussi tenu à éveiller mon intérêt pour la nature, les arbres, les élémentaux et la compréhension que nous avons des lois naturelles de notre Terre.

Il y a une grande culture chez Sandalphon et une vraie richesse d'Amour, de Générosité et de Partage dans ses dialogues et ses idées. Autant de plaisirs à partager et à donner, qui m'ont touché et m'ont permis de voir la vie sous son meilleur jour.

Je ne donnerai pas d'autres messages à l'Archange Sandalphon dans ce chapitre, tant il a déjà donné de son Cœur et de sa Lumière. Il m'a dit être beaucoup plus intéressé par le 2ème chapitre de ce livre et sera plus enclin à dialoguer, pour émettre des idées et rebondir sur des concepts.

En attendant, je vous invite à rencontrer le dernier Archange avec lequel j'ai pu m'entretenir.

ARCHANGE JOPHIEL – « BEAUTE DE DIEU »

Le contact avec l'Archange Jophiel a été très différent de tous ceux que j'avais eu jusqu'ici.

Une énergie plus féminine, et j'ose dire maternante, m'est apparue et m'a fait ressentir la force douce et tranquille d'une mère prenant soin de son petit.

Elle s'est définit, elle-même, comme une « grand-maman gâteau » et je dois avouer que j'ai été un peu décontenancée par son comportement, empreint de rigueur maternante et de conseils pointus.

Jophiel possède une grande sagesse, mais la distille avec parcimonie, trouvant plus naturel de mettre à profit notre intelligence et notre instinct, que de nous donner les réponses sur un plateau.

Ayant déjà vécu ce genre de procédé avec l'Archange Métatron, je ne m'en offusque pas, même si je me sens un peu « exclu » du champ de ses interventions, tant elle aime laisser le mystère planer sur les idées, les espoirs et les concepts que nous avançons.

A sa décharge, elle pense que nous n'apprenons bien qu'en nous trompons et qu'il est plus facile d'émettre un principe sur une action concrète, voire une erreur, que sur de la philosophie prosaïque.

J'ai également reconnu en elle, un besoin de reconnecter les deux pôles masculin-féminin entre eux, pour amener un équilibre salutaire à notre corps humain spirituel.

La dualité ne l'inquiète pas, donnant tout son sens aux énergies masculines-féminines qu'elle dégage.

Voyez vous-même mon incapacité à parler d'elle au masculin, tant je l'identifie à la mère et à son panel de stéréotypes.

Tantôt douce, tantôt rigoriste, tantôt enseignante, tantôt protectrice, elle fait sienne la dualité parentale et son cortège de disgression.

La semaine que j'ai passé à ses côtés a été également emprunte de remises en question et de visions compliquées à comprendre et à harmoniser, tant je me suis laissée happer par mon mental. Autant dire que je me suis sentie un peu seule face aux demandes de Jophiel et son côté pointilleux.

Elle a cherché à m'enseigner le contrôle de moi-même et l'approfondissement de la qualité de mes dons pour mieux comprendre mes incertitudes et mes doutes. Beaucoup de travail de concentration m'a été demandé et Jophiel a cherché le chemin le plus direct vers mon Cœur et mon Âme, sans s'embarrasser de mes constructions mentales.

Ce n'est pas simple de passer une semaine dans un cadre plus « solitaire », dans lequel je me suis sentie un peu comme dans une salle de laboratoire de langue, où seule face à la bande son enregistrée, l'on devait répéter des mots et répondre à des questions, en sachant que l'enseignante pouvait entendre toutes nos interactions et s'y immiscer quand cela était nécessaire. Not really my cup of tea !

Pourtant, je crois comprendre qu'elle voulait avant tout me donner une plus grande perception de mes capacités et une augmentation progressive de la force de mes soins. En cela, je ne peux que la remercier.

La complexité de cette semaine m'a également donné la vision à 360° de tout un pan de ma vie et les lois qui m'ont amené sur le chemin actuel ; une remise aux normes de ce que je suis réellement et la certitude absolue que rien n'arrive par hasard.

Cette prise de conscience salutaire, cette compréhension des rencontres, des interactions et des missions de chacun de ceux que j'ai croisé m'est apparu avec beaucoup plus de clarté et Jophiel a mis un point d'honneur à me laisser expérimenter et voir tout le panel de chances, que l'Univers m'a offert durant ces années.

Ce temps si court, mais pourtant si chargé, donne tout son sens à notre existence sur cette Terre entre expérimentation et compromis, entre croisement et détour, pour finalement mettre des mots sur cette expérience unique qu'est notre incarnation et ces vies multiples et variées qu'on nous offre comme cadeau d'évolution.

Jophiel m'a donné une leçon devant les doutes qui ont pu m'assaillir. Ce n'est pas « une » Archange volubile, mais bien une rencontre vivante inoubliable, qui laisse un goût différent sur mon Cœur et sur mes pensées.

Ce fut la possibilité de comprendre différemment, dans l'Amour et la Simplicité de l'Univers parfait, à travers un Ange grandiose, tendre et enveloppant.

Sa présence aura été vaporeuse et discrète, pourtant le poids de ces interactions aura été porteur de force et d'encrage. Tout un poème que l'Archange Jophiel...un poème sans début, ni fin ; un poème vivant au travers des mots qu'elle aura déposé sur les pages blanches de mes questionnements.

Si vous souhaitez comprendre et mettre des explications sur vos doutes, Jophiel se fera un plaisir de vous aider. Néanmoins, soyez prêt à la rencontrer, car elle ne déverse pas de paroles vaines pour expliquer et compléter nos incertitudes…bien au contraire ! L'Archange Jophiel se veut la gardienne de vos vérités qu'elle distille au compte-gouttes avec une demande profonde de mettre notre esprit, notre cœur et notre Âme à profit.

Rien n'est jamais acquis d'avance avec Jophiel ; il serait vain de poser une question pour recevoir l'exact réponse en 5 minutes. Son intérêt est de graver nos réponses à l'intérieur de nous pour en faire notre force et notre mission. Elle ne fera jamais de théorie pour démontrer un effet, une solution ou une raison, préférant nous faire apprécier la fierté de nos propres découvertes, à travers les cailloux blancs qu'elle met sur notre chemin.

Son enseignement ne souffre aucun compromis et si vous voulez savoir, comprendre et apprendre, soyez sûre qu'il vous faudra être prêt à recevoir vos réponses avec des remises en question et des émotions fortes, battant dans toutes les fibres de votre corps.

J'aimerais ici, vous permettre de la découvrir encore un peu plus, à travers ses mots et son ouverture d'esprit. Prenons un instant pour l'écouter :

« Chers Amis Divins/Humains,

Je souhaite, tout d'abord, remercier Vanessa pour son aide et sa dévotion devant les pensées que je vous apporte aujourd'hui. Merci à elle d'écouter, avec autant d'Amour et de compréhension, les mots que nous vous donnons, comme autant de fleurs dans un bouquet de Fêtes.

Mon apport à ce livre fabuleux me convient, à condition que j'y appose mon grain de folie et une histoire métaphorique aux vertus charmantes, car j'aime donner une vision romanesque aux défis de cette vie et à vos incarnations successives.

Cette histoire se passe dans un petit bourg, avec quelques maisons et quelques habitants. Pas de quoi affolé la galerie, mais bien un endroit accueillant et calme, pour donner envie à tout un chacun d'y venir poser sa besace et rester un instant savourer l'hospitalité des environs.

Sur un chemin, un jeune garçon ramassait des noix en vue de préparer la fête du printemps et célébrer les retrouvailles avec sa famille lointaine qui faisait le déplacement pour l'occasion. Il se réjouissait de retrouver une de ses cousines...charmante cousine, au regard coquin, aux boucles blondes et au sourire mutin.

Devant les préparatifs, que le petit bourg mettait en place, certains villageois préparaient également des flambeaux et des lumières diverses et variées pour fêter, à la nuit tombée, la veille de la Fête et le réveil de la lumière, donnant le feu vert aux festivités.

Chacun mettait de l'ardeur à la tâche et chaque villageois se tenais prêt pour cet événement annuel important et solennel.

Ils étaient tous de la partie et chacun d'eux vivait ce jour à sa façon. Du plus jeune garçon s'émoustillant de la rencontre d'une cousine charmante, à la plus vieille grand-maman se réjouissant de revoir ses petits enfants et de les couvrir de baisers.

Chaque habitant avait son histoire et son attente en ce jour aussi incroyable, qui faisait couler beaucoup d'encre et mettait de la magie dans les habitudes convenues du petit bourg.

Sur le chemin, le petit garçon continuait de cueillir ses noix et au loin, on entendait déjà un bruissement, un galop, un râle dévastateur que le jeune homme regarda arriver vers lui, avec la délicieuse candeur de sa jeunesse. Qui pouvait bien faire tout ce raffut ? De nouveaux arrivants pressés de débuter la fête, des voyageurs de passage fatigués de leur voyage ou des familles empressées de revoir leur chers et tendres ?

Sur le chemin, le petit garçon se releva et ressenti le pas lourd des sabots des chevaux, un cliquetis, une froide sensation sur son corps...ses mains lâchèrent les noix durement cueillies, qui tombèrent au milieu des cailloux, maintenant piétinés par les galops fougueux et entêtants des purs sangs.

Le groupe d'hommes chevauchant la campagne s'avançait de plus en plus vers le petit bourg paisible et relâchait dans l'air, la poussière de leur passage. Haletant et vociférant, les cavaliers ne faisaient cas d'aucunes entraves, d'aucunes barrières pour foncer têtes baissées vers leur destin.

Ils avaient un but...un seul...ils n'étaient pas de ceux qui reculaient et ils amenaient avec eux un sentiment d'effroi et de terreur. Une froide sensation de mort et de chaos régnait dans leur cœur et ainsi, ces Âmes noires se mirent à casser, à pilier et à tuer à tout va, mettant à feu et à sang le petit bourg, dont les préparatifs avaient laissé sans défense, pris au piège de la haine sourde et de la colère résolu d'un seigneur d'un pays voisin.

En ces temps reculés, les combats faisaient rage dans chaque village et dans chaque campagne ; les habitants n'étaient pas épargnés par la folie meurtrière des plus fortunés, dédaignant allégrement les Âmes lumineuses de chacun et trouvant normal de mettre à sac les vies douces et tranquilles des plus paisibles.

De cette journée, il ne resta bientôt plus rien. Le sol jonché de têtes, de sang, de fleurs piétinées, de tables dévastées, de meubles renversés et d'animaux égorgés.

Dans un coin sombre, un Ange avait tout vu, tout entendu. Il avait suivi impuissant la déroute de toutes ces vies, la fin d'un petit village heureux et agréable, pour la folie et la fureur des plus aigris. Il regardait le massacre et voyait dans ce comportement, la main impitoyable et la cruauté sans faille des hommes de peu de foi et des Âmes noires de l'Univers.

Il ne comprenait pas, ne voulait pas comprendre la résultante de cette triste histoire. Il avait beau avoir tout vu et tout entendu dans son « existence » d'Ange Gardien, il ne comprenait toujours pas la cruauté froide à laquelle il avait été si souvent confronté.

Sur un nuage, au regard de cette journée, il s'assit, persuadé de trouver une raison à tout cela, mais en y réfléchissant bien, il ne trouvait pas et ne voulait pas croire que l'Univers avait mis tant d'acharnement à créer la vie, pour laisser les Êtres mauvais la détruire en un clin d'œil.

A l'appel de cet Être Céleste Ailé, l'Univers se métamorphosa en licorne majestueuse. Devant l'Ange pensif et méditatif, la licorne se présenta et posa doucement sa tête sur l'épaule de l'Ange.

Celui-ci regarda la licorne et reconnu la Grandeur de son Créateur. Il intensifia son regard dans celui de l'Animal et demanda une réponse à la question qui le taraudait : « Mais qu'on fait ces pauvres gens pour finir dans de telles conditions ? »

L'Ange n'était pas le premier à poser cette question, mais il était le seul à mettre autant d'ardeur dans les émotions de peine et de chagrin qu'elle lui inspirait. Il avait beau connaître la Beauté du Ciel, la Grandeur de l'Univers et les Chemins de la Renaissance, il ne comprenait pas les raisons de tant de laideur dans tant de beauté.

Il fit face à la licorne et celle-ci prit les traits du jeune garçon, trop tôt enlevé à la vie par la lame froide et tranchante d'un homme noir et sans scrupule. L'Ange regarda intensément cette Âme magnifique, dans la pureté de son plus simple appareil. Son visage transfiguré par la beauté de la Source, par l'Amour insondable du renouveau Céleste lui faisait face et les yeux dans les yeux, l'Ange remarqua la lueur lumineuse dans les yeux de ce jeune garçon. Une intense connexion, une beauté si pure, si étincelante que l'Ange se sentit dans une communion profonde avec la force douce du regard limpide de la Source, dans les prunelles de cette Âme pure et parfaite.

A cet instant, une autre Âme apparu et se plaça à la gauche de la première. Le Seigneur barbare, qui un instant plutôt avait ôté cette jeune vie, se tenait également devant l'Ange et dans ses yeux, la flamme de l'Eternité, la Grandeur de la Source à son tour dévoilé. Une lueur plus sombre émanait de cette Âme, mais sa Beauté transparaissait dans les fibres de son aura et le jeune homme lui fit face, souriant paisiblement sans peur, ni haine.

Les deux Âmes s'élevèrent dans la blancheur vaporeuse et indescriptible de l'Univers et se rejoignirent dans un éclat époustouflant, mêlant leur essence profonde pour ne former plus qu'une et même forme.

Les deux Âmes s'imbriquaient dans une fusion intense et parfaite, mettant les forces contraires et complémentaires dans la profondeur de cet instant, de ce paradigme, de cette évidence céleste.

Leur force respective éclatèrent en milles éclats de lumière que l'Ange toucha de sa main et qui transperça son manteau céleste pour se glisser dans les entrailles de sa blancheur, de son incroyable essence, mettant en lui l'explication indicible des raisons infimes de toutes ces oppositions humaines, symbole de la complémentarité divine.

Ainsi, l'Ange comprit que ces deux Âmes étaient liées par le serment d'un jour nouveau, d'une mort annoncée, d'un destin croisé, que l'enfant et l'homme avait scellé avant de venir s'incarner. De la fin de l'un, la renaissance de l'autre avait pu voir le jour et dans l'ombre de l'Âme se mêlait, à présent, la lumière de son double. Une douce alchimie était née et un accord de confiance avait fait vibrer la rencontre de ces deux pôles, préparés depuis longtemps à se rencontrer.

Cette histoire n'est certes pas très « catholique », mais reprend avec emphase, les fondements même de votre incarnation et vous explique, si tant est qu'il le faille encore, les lois universelles du bien et du mal, des Âmes qui les embrassent et leurs inextricables liens.

Chers Amis Divins/Humains, vous vivez dans des liens étroits les uns avec les autres et vous oubliez trop souvent que rien ne se passe sans votre consentement. Que cela vous choque ou non, vous devez vous rappeler que la Grandeur Céleste dépasse largement votre entendement et je me réjouis qu'un jour prochain, vous réalisiez enfin que rien n'est vraiment bien ou vraiment mal, mais que vos deux paradigmes sont complémentaires à la réalisation de votre mission et de votre évolution karmique.

Que cela soit compris de chacun, car la compréhension de vos contraires et du lien qui unie chaque Âme entre elles, et nécessaire à la Sagesse d'un monde meilleur par l'ouverture du cœur et la fin de l'aveuglement mental.

Vous êtes tous des Êtres Célestes, nul besoin de cataloguer une personne selon sa vie et ses décisions, ses croyances et ses pensées, car vous ne savez pas qui elle est réellement par rapport à vous et vous jugez, peut-être, une Âme amie, décidée à vous aider dans l'évolution, par les épousailles terribles du noir et du blanc dans la grandeur de paradigme Céleste.

Je tenais à vous faire comprendre cette notion et vous dire que rien ne mérite d'être jugé, sinon par les lois universelles de l'Univers.

Si le mal apparaît dans votre vie, sachez que le bien fera de même et que tout lien se transforme et se mut, au fur et à mesure de vos incarnations, pour vous permettre de devenir la plus complète version de vous-même, dans la certitude que vous êtes tous les dignes enfants de la Mère et du Père Céleste.

Je vous encourage à croire en la Vie et à ne pas chercher le malheur ou la peine, à vous détourner des tracas de cette existence, car ils ne sont que vaines illusions. Croyez que tout a une raison propre qui mérite votre incarnation.

La mort céleste n'existe pas et tout ne fait qu'UN dans les limbes du Royaume Eternel !

Rappelez-vous-en, mes Chers Amis Divins/Humains !

Je vous embrasse avec la douceur d'une mère et la force protectrice d'un père.

Soyez bénis !

Archange Jophiel »

C'est avec ce récit très particulier que s'achève la première partie de cet ouvrage. La rencontre de chacun des Archanges a permis de vous donner ma vision et de vivre un instant leur présence et la douce force qui émanent de chacun d'eux.

Ils ont eu à cœur de vous offrir le Meilleur d'eux-mêmes, pour vous faire voyager dans leur Univers respectif, vous offrant avec générosité, leurs idées, leurs pensées et leurs énergies.

Le deuxième volet de ce livre va explorer différents thèmes propres à nos incarnations humaines et permettre, ainsi aux Archanges, de philosopher sur leur vision des domaines, qui seront ici décortiqués.

Ils ont hâte de pouvoir partager avec nous, un point de vue, une image, une philosophie céleste à nos existences terrestres et aux expériences que nous sommes amenés à vivre, de vies en vies.

J'espère que vous aurez grand plaisir à les retrouver et comme moi, à les entendre discourir sur des thèmes aussi universels que : l'Amour, l'Argent, la Vie et bien d'autre choses encore, qui vous seront dévoilés au fil de ce deuxième chapitre.

Je vous invite donc à faire escale un instant, à reprendre votre souffle, à calmer votre mental et à remonter dans l'avion, destination ailleurs, destination Archangélique, pour votre plus grand Bonheur et celui des Archanges eux-mêmes.

Le temps de m'installer confortablement et je vous suis…

DEUXIEME PARTIE

LES PHILOSOPHIES ARCHANGELIQUES

L'AMOUR par l'Archange Gabriel

« Bienvenue à vous tous qui chercher des réponses et qui n'en avait pas trouvé jusqu'à maintenant ! Oui Bienvenue, car il est grand temps que vous preniez toute la mesure des sentiments qui vous habitent et qui animent chaque jour un peu plus votre Être et les cellules de votre corps.

Vous n'êtes pas là seulement pour manger, boire, dormir, conduire, marcher, jouer et travailler, votre vie ne s'arrête pas à cela et vous le savez comme moi. Mais il arrive souvent que vous vous perdiez dans les méandres de vos impressions, de vos pensées, de vos idées, ne sachant que faire, que choisir, que penser, que vouloir pour vous permettre de VIVRE réellement, dans la Bienveillance de l'Univers et dans la clarté de votre Âme.

L'Amour dans toute sa splendeur vous appelle alors et vous essayez de construire des relations, de vivre dans la beauté de l'autre, dans son sillage. Vous vous accrochez et regardez chaque étape de votre vie de couple, comme un miroir de vos succès ou de vos échecs.

Ainsi, si votre relation est au beau fixe, vous retrouver le bonheur de vivre et sentez votre fierté grandir, mais dès que les nuages s'amoncèlent vous vous braquez, remettez votre cape d'invisibilité et cherchez dans l'autre et ses défauts, les raisons de vos malheurs, de vos peines et de vos incompréhensions.

Pourtant, l'Amour est un partage, une transition intime entre deux mondes, deux univers qui se rejoignent pour ne former plus qu'UN. Ce « un » magique que vous voudriez éternel, ce « un » incroyable que vous recherchez dans les magazines, les romans, les feuilletons et les rêves de vos 20 ans.

Mais qu'est-ce que l'Amour au juste ? Qu'elle est ce doux mélange de joie, de bonheur, de peur, d'exaltation, de recherche de la perfection et d'incompréhension ?

En tant qu'Archange de la Communication et de la Famille, je peux vous dire que j'ai vu pas mal de rencontres avortées, d'espoir brisés et de rêves cassés, mais tous ces mauvais moments m'ont montré la Grandeur Infinie de l'Univers et son parfait timing en matière de relation et d'Amour.

L'Amour ne se décrit pas comme on décrirait une recette de poulet basque ou de fondue suisse. L'Amour se vit dans l'intensité des sens, dans le partage des émotions et dans la douceur des premiers émois.

Rappelez-vous ! Combien d'hommes ont ressentis le doux murmure de l'autre, le frémissement des lèvres, le toucher d'une main ou le regard intense de cette femme, comme la promesse d'une vie épanouie, heureuse, comblé de milles joies et de milles possibilités d'avenir ? Ces moments incroyables du début de la relation sont les prémices des joies à venir, mais qu'en est-il après quelques années ?

L'homme ne reconnaît plus la femme qu'il a rencontré, les enfants venant prendre une place souhaitée, mais fatigante et laissant le couple dans un sentiment de lassitude perpétuelle. Il aimerait en parler avec elle, mais il se sent perdu devant la tâche si grande qui risque fort de mener à un échec. Alors il accepte les mots dures, les brimades, les « tu pourrais faire un effort ! », « c'est toujours la même chose avec toi ! », « je dois toujours faire tout toute seule ! », etc…

Et vous Mesdames, rappelez-vous ! Combien de femmes ont vu dans les yeux tendres d'un homme la promesse de la sécurité et de l'amour partagé ? Elles ont succombé à une œillade, un baiser, une épaule réconfortante et le sentiment enivrant d'être toujours et encore UN, de posséder un homme pour elle seule, devant le sentiment de vide affectif qu'elle avait tant besoin de comblé ou devant les opportunités qu'elles ont saisies pour mieux imaginer leur vie de femme et de mère.

La femme se perd en imagination, en recherche d'une perfection utopiste, à l'homme qui saura vivre pour elle, par elle et avec elle. Elle en oublie les moments de solitude, les beuveries entre hommes, les retours tardifs du travail et le mutisme que celui-ci peut finir par utiliser, pour ne plus l'entendre lui demander pour la 20ème fois, ce qu'il aurait dû faire, mais qu'il n'a évidemment pas fait. Elle devrait lui parler et lui expliquer ce qui cloche, mais elle ne le fait pas, trouvant normal que Monsieur lise dans ses pensées et trouve les moyens de lui faire plaisir dans un accord parfait.

Nonobstant les Âmes sœurs, les Âmes jumelles et doubles, l'autre est rarement capable de lire dans les pensées de l'autre et cela je m'évertue à essayer de l'expliquer, sans vraiment parvenir à un résultat.

L'Amour ne devrait pas nous mettre à mal, car cela n'est pas ou plus de l'Amour, mais juste un compromis avortant un échec prévu d'avance.

Je dois vous sembler très pessimiste et suffisamment averti de votre mode de vie humaine. Pourtant, le but de ce passage douloureux, noir et sans espoir, me permet à présent de vous montrer une autre vision du couple, car elle existe.

Une vision qui vit dans quatre murs, qui respire le même air que ceux moins chanceux, qui ont passé à côté d'un compréhension mutuel et normal.

Cette rencontre parfaite, des milliers de personnes la vivent chaque jour et continuent de la vivre durant des années.

Quel est leur secret ? Pourquoi arrive-t-il à vivre quelque chose que la plupart d'entre vous n'arrivez pas à imaginer ?

Parce qu'ils ne l'imaginent pas...il la vivent !

La différence entre un couple heureux et un couple au bord du gouffre réside uniquement dans les attentes de chacun et les rêves ridicules que certains transportent sur les frêles épaules de l'autre.

Un couple heureux se respect, se soutient. Il n'injective pas l'autre du matin au soir, parce qu'il n'a pas été ou fait ce qu'on espérait qu'il penserait à faire. Il ne cherche pas à démontrer que « j'ai raison et tu as forcément tort ». Le couple heureux se pense à deux et se vit à deux, en respectant les idées de chacun, les défauts de chacun, les rêves de chacun, les doutes, les peurs, les manquements et les incompréhension qu'une vie peut et va vous apporter mutuellement.

L'autre ne devient plus une « poupée » qu'il faut modeler pour correspondre à une image parfaite du compagnon, mais il est simplement accepté et aimé pour ce qu'il est et pour qui il a été, dès le départ.

Un homme et une femme complice, complémentaire, appréciant les gestes concrets de son partenaire ou les attentions de sa tendre moitié, comprenant ses moments plus difficiles et lui offrant un havre de paix, au rentré de chez lui, mettant en avant sa force et sa protection pour rendre l'autre sûr de son Amour et de sa fidélité, voilà ce que je peux mentionner comme un couple épanoui et heureux.

Oui, Messieurs, Dames ! Un couple pourrait ressembler à une coupole ronde, composé de deux hémisphères. Chacun se rapproche et finit par former une sphère parfaite, maintenu par l'équilibre et la cohésion des deux pôles Nord et Sud.

Sans l'un des deux pôles, la sphère se détruit immédiatement, n'étant plus soumise à la force de son opposé.

Je me perds en image et vous comprendrez bien que je n'ai pas envie d'épiloguer encore longtemps sur les relations humaines, tant elles sont compliquées et porteuses d'un bagage de vies antérieures et de rencontres, qui peuvent, bon an mal an, finir par correspondre à des attentes, mais elles ne sont pas assez satisfaisantes pour faire tenir un couple sur la longueur.

Si certains hommes et femmes sont capables de vivre en couple 40 ans, il faut se poser la question de la recherche réelle du bien-être de l'autre et de l'égoïsme qui existe dans ce genre de relation.

En fait, c'est assez simple...l'égoïsme n'existe pas vraiment dans ce genre de couple ! Ils vivent dans la joie de partager et de vivre ensemble. Ils ne recherchent pas à avoir à tout prix raison, à revendiquer une idée, un principe. Ils n'ont pas besoin de « jouer » au plus malin pour faire de l'autre la parfaite image de leur projection mentale. Ils acceptent l'autre, le chérisse et voient en lui la perfection, même dans ses défauts.

Je vais donc arrêter ici mes tribulations sur l'Amour masculin-féminin et me consacrer à l'explication plus métaphysique et Universel de ce sentiment passionnant et passionné.

L'Amour a cette particularité d'être partout, dans chaque regard, dans chaque pore de la peau, dans chaque geste et dans chaque particule de l'Infini.

Vous êtes et nous sommes tous composés de ce sentiment, qui dépasse l'entendement et qui ne peut se traduire par des mots et des expressions concrètes.

L'Amour que vous vivez sur Terre s'arrête à l'orée des frontières de votre compréhension, mais il n'est pas celui que l'Univers vous donne, vous met devant les yeux, parce qu'il se veut trop grand et trop infini.

La vérité réside dans une espèce de transcendance que seul certain ont eu la chance de connaître et de pouvoir vous rapporter à l'heure d'aujourd'hui.

Pourtant, un fait demeure qui mérite que vous vous y attardiez, car l'Amour et la Vie, tel que l'Univers le considère, peuvent se retrouver ici-bas, dans des contextes bien plus simples qu'on ne le croit.

Le regard, et uniquement lui, peut vous renseigner sur la profondeur insondable de l'Amour de l'Univers.

Regardez une mère attendrie devant son petit ou un chien attentif à son humain !

Dans ce regard se place l'étincelle de vie et d'Amour de toute la Galaxie, car elle se loge dans le miroir de l'Âme, dans l'essence de vérité de chacun.

Les yeux ne trahissent pas leur porteur, c'est leur porteur qui les trahit ! L'Amour ne peut se lire nulle part ailleurs que dans le regard de l'aimant et de l'aimée.

Ainsi, j'ai souvent remarqué la difficulté de la plupart d'entre vous à voir le vrai Amour, persuadé qu'il faille le prouver de manière complexe et répétitive pour le valider, mais la vraie symphonie du Cœur se déploie dans le regard et se loge ensuite dans votre palpitant.

Pour connaître la profondeur d'une émotion, la douceur d'une union ou sa force, le regard est son seul point de contrôle et il mérite d'être compris par la majorité d'entre vous.

Les long discours sirupeux ne veulent rien dire, si le regard ne le porte pas et ne le met pas en Lumière.

L'Univers a voulu par vos yeux, vous rappeler toute la profondeur et l'intensité qui sont vôtres.

Vous êtes tous et toutes des Divinités de l'Univers, des Âmes magnifiques conçues dans l'Amour et portées dans vos incarnations par le flux incessant de ce sentiment crée par l'Univers.

Les portes de la Source ne contiennent que des particules de cet Amour Infini, qui donne tout son sens à vos vies et à vos rencontres futures.

Je tiens également à préciser ici, que la part d'ombre de chacun d'entre vous est vouée également à l'Amour, aussi bizarre que cela puisse vous paraître.

L'ombre épouse la Source à travers l'Amour qu'elle lui porte ; l'ombre est une essence aussi importante que la Lumière et elle donne le contrepoids nécessaire à la clarté, pour mieux nous offrir une vérité de chaque instant.

Je me perds souvent dans la Grandeur de cette Essence multiple et variée, qui se compose de blanc et de noir, j'aime à voir dans l'ombre, la part calme et évidente de la Lumière.

Ainsi, nous sommes tous ombre et lumière, et nous donnons à chacun un impact utile à la vie et à son expérience.

A travers les connexions bonnes ou mauvaises que vous choisissez de vivre, vous donner la possibilité à l'Amour de fleurir. Uniquement à travers le cœur, bon ou mauvais, l'Amour se loge et aime l'Âme qui la transporte.

Je sais que cette idée est difficile pour beaucoup d'entre vous, car le mal semble ne loger aucun sentiment d'Amour, mais celui-ci existe et l'ombre a besoin de l'Amour de l'Univers pour vivre et croître.

Aussi vrai que vous deviez manger et boire pour continuer de faire marcher votre construction humaine, l'Amour est la nourriture et l'essence des Âmes, indépendamment du contexte de vie dans lequel elle a décidé de s'incarner.

En sachant cela, je vous demande d'apprendre à regarder l'autre avec un regard différent et à comprendre la complexité si vaste du bien et du mal, comme une forme de reconnaissance de l'autre et non comme une séparation.

Si le noir et le blanc existe, le gris en est le mixte et c'est cette complémentarité qui permet de découvrir des couleurs diverses et variées. Ainsi est la Vie et ainsi est l'Amour dans votre planète !

« Les sentiments se meurent dans des idées souvent inconvenantes »...j'entends cette phrase qui symbolise les difficultés de certains à allier l'Amour pure, idéal et rêvé, à la sexualité et à ses fantasmes.

Vous voyez les complexités de ces relations charnelles, comme des vices informes et des pensées perfides, mais votre corps est un temple, qui s'harmonise à travers la réunion du masculin et du féminin. Et qu'importe que vous soyez avec un homme, avec une femme ou une femme avec une femme ou encore un homme avec un homme...

Nous ne voyons rien de mal à l'Amour, parce qu'il est partout et il importe peu que cela soit dans un contexte plutôt qu'un autre.

Votre attitude, à cet égard, est difficile à comprendre et nous sommes souvent placés devant la complexité de vos lois, de vos règles, comme devant des barreaux où rien de sort, ni ne rentre.

La sexualité se veut un ancrage des sentiments et une fidélisation de l'autre dans son rapport avec l'Amour.

J'entends déjà vos commentaires, car oui...la sexualité peut ne pas toujours être liée à l'amour et vous semblez le croire fortement, mais pourtant vous vous trompez tous.

Dans l'échange de peaux à peaux, de corps à corps, une alchimie se créer et donne tout son sens au plaisir qu'elle promet. Vous retrouvez dans l'autre la version complète et parfaite de votre essence divine et rien ne peut mieux magnifier l'amour que l'union cosmique de deux êtres, soient-ils amoureux ou non !

Il n'est rien de plus beau que de vivre la communion divine entre deux individus et cela va au-delà des dogmes et des croyances qui sont vôtres.

Ce que je regrette, en revanche, c'est votre incapacité à honorer cet acte magnifique à sa juste valeur et à l'utiliser à « toutes les sauces » sans voir la beauté derrière les mouvements, les baisers, les peaux qui s'effleurent et les caresses complices.

Tout vous semble sale et bestiale, pour certains, et je ne m'explique pas comment deux Âmes, qui s'unisse dans la beauté de l'instant et du partage, peuvent autant vous décontenancer.

Vos attractions physiques sont légitimes et sont normales, mais elles doivent se dérouler dans le respect et dans la compréhension, que tel une prise de courant et son applique, vos échanges de fluides vont plus loin encore et mettent en avant l'échange d'Âmes à Âmes, de Cœur à Cœur.

Personne ne devrait abuser de cela ou s'en amuser, car toutes les Âmes qui se sont un jour mélangées, gardent en mémoire la puissance énergétique de l'autre et vibrera encore longtemps de cet échange.

Il est donc primordial de se rappeler que la sexualité est d'une beauté incomparable et qu'elle mérite d'être chérie. Que vous décidiez de vivre plusieurs relations n'est pas un problème, car il se créé une sorte de fil conducteur d'amour pour les Âmes entre elles. Ce qui pose problème, c'est de ne pas se rendre compte que l'autre gardera une partie de l'énergie qu'elle aura échangé et vice versa ; cela est important à comprendre et doit vous amener à apprécier votre sexualité, à la bénir, à remercier l'autre pour ce don qu'il vous aura fait, car vos deux Âmes resteront marquées par ce lien, qu'il subsiste dans le temps ou non.

Soyez donc ouvert aux rencontres, mais rappelez-vous que le lien physique est tout aussi beau et noble que le regard amoureux ou les promesses de toujours.

Tiens...parlons-en ! Le mot « Toujours » m'interpelle et me permet de vous parler de l'Amour dans l'espace et le temps.

L'Amour ne se meurt jamais ; il peut s'éteindre dans votre vie humaine, mais il ne cesse jamais d'exister dans l'Univers et il est le phare nécessaire au retour de chaque Âme, incarnée sur une planète ou dans une galaxie, vers la Source lumineuse.

C'est important que je finisse ce domaine en vous le rappelant et en vous disant que l'Amour n'est rien d'autre que le souvenir magnificent de la Lumière Cosmique et de son cortège de Beauté.

Considérez l'Amour comme un cadeau que l'Univers vous a fait pour vous rappeler d'où vous venez et pour vous dire que vous n'êtes pas abandonnés dans le vaste monde, sans un point d'ancrage, sans un port d'attache.

Bien au contraire, vous êtes les élus de la Source, son « bras armée d'amour » et vous êtes capable de vaincre toutes vos peurs, tous vos doutes, et de vivre dans l'Amour pour toujours.

C'est le message que je tenais à vous offrir en partage, pour vous rappeler que l'Amour est votre carte d'identité céleste et que par ce sentiment, vous savez que vous êtes les habitants d'un tout beaucoup plus grand, beaucoup plus vaste et que rien ne peut vous faire du mal qui ne soit accepté !

Avec toutes ma Bienveillance et mon Amour !

Archange Gabriel »

L'ARGENT par l'Archange Métatron

« Bien Chers vous tous ! Je suis ravi de venir à votre rencontre pour vous parler d'un sujet, au combien sensible, pour vos incarnations respectives.

Je suis toujours intéressé par le voile de mystère qui entoure l'argent et son mode de fonctionnement.

Telle une histoire d'amour et de haine, l'argent fait vivre toutes les émotions et toutes les possibilités, qu'on peut rêver de retrouver dans un de vos feuilletons télévisés. Il n'y a pas un instant où ces bouts de papier ne créer d'émoi ou de souffrance.

Pourtant, l'argent devrait être replacer dans son contexte et je vais me permettre d'y mettre bon ordre.

L'argent a été créé, dans un premier temps, pour simplifier vos rapports commerciaux et pour trouver une solution efficace aux échanges d'objets, qui n'étaient pas toujours évident de considérer comme équitable...un objet ne valant pas toujours nécessairement un autre !

Au-delà de cette vision manichéenne de ce précieux sésame, il a aussi été créé pour vous rappeler de croire en vous et je sais que cette phrase vous fait douter et qu'elle sonne faux à vos oreilles.

Néanmoins, il n'y a pas plus vrai, car l'argent n'est rien d'autre qu'un billet doux de l'Univers pour vous rappeler que vous valez beaucoup plus que cette monnaie en papier mâchée.

Ceux qui n'en possède pas se voit déprécié et se sente inutile, mal-aimé et mis au ban de la société. Quant à ceux qui en possède en grande quantité, leur personne se voit déprécié, inutile, mal-aimé et mis au ban de la société...vous voyez où je veux en venir ?!

Que vous en ayez ou non, les conséquences sont les mêmes à partir du moment où vous jugez votre valeur à l'aune de votre fortune.

Une personne n'en possédant que très peu n'a plus la possibilité de vivre de manière décente et elle perd ses amis, faute de pouvoir les suivre dans des fêtes ou autres beuveries, elle ne rencontre que très rarement quelqu'un de vraiment fiable, car la fortune permet aussi de créer des liens romantiques et cet individu semble soudain inutile à la société.

Une personne en possédant, au contraire, aura beaucoup plus de possibilités pour satisfaire ses besoins, mais elle en dilapidera certainement plus que de raison, ne sachant plus quoi faire de tant de billets. Elle se retrouvera dans toutes les fêtes possibles et imaginables, mais n'aura d'amis que ceux qui la considérons comme un bon investissement et happé par l'appât du gain, ils ne seront que très rarement honnête. Quant aux histoires d'amour...peut-on appeler cela des histoires d'amour ?

Vous voyez bien dans mon discours que je cherche à vous faire réagir, car le trait est poussé à l'excès. Les plus pauvres peuvent connaître le vrai bonheur et les plus riches également. Il ne s'agit pas de cela, mais plutôt de l'image qu'est capable de véhiculer l'argent, qui peut finir par pervertir la notion même de dignité, de bienveillance, d'honnêteté et de sincérité.

Voyez-vous, c'est cela que je reproche à votre monde...son cortège d'idées préconçues, de vues de l'esprit compliquées et insolites.

Vous ne cherchez pas à comprendre réellement l'argent pour ce qu'il est, mais le voyez comme un dieu qui mérite d'être idolâtré.

Pourtant, l'argent n'a pas besoin de ce genre de sentiments négatifs ou au contraire euphoriques ; l'argent a besoin d'amour et il montre son intérêt à ceux qui le considère pour ce qu'il est et non pour l'image qu'il devrait avoir.

L'argent est un serviteur rempli de bienveillance pour son maître et il attend sans cesse de pouvoir pallier ses problèmes. Il attend d'être remercié, aimer et compris comme on aime et comprend un enfant.

Prenons un exemple !

Si vous avez des enfants et qu'ils font des bêtises, il y a fort à parier que vous allez les punir et leur expliquer pourquoi leur comportement n'a pas été adéquat. Cela étant fait, vous n'allez pas considérer vos enfants sévèrement trop longtemps et allez leur pardonner ! L'amour que vous portez à vos enfants est inné et peu importe ce qu'ils font ou disent, ils sont la chair de votre chair et vous serez toujours là pour eux.

Ce concept est bien compris par la majorité d'entre vous.

Maintenant, revenons à l'argent et considérons-le comme un enfant…un enfant turbulant et un brin vindicatif. Il ne veut jamais obéir et vous donner satisfaction. Il est toujours en retard à l'école et ne vous ramène que des mauvaises notes. Cependant, ce vilain garnement qu'est l'argent vous aime et vous l'aimez aussi.

A présent, regardons ce que fais un parent avec son enfant : il lui fait des câlins, il le cajole, il l'écoute, il le comprend et il met en avant ses qualités, tout en lui apprenant de ses défauts.

Que faites-vous avec l'argent ? Vous pestez contre lui, vous lui en voulez de ne pas être plus grand, de ne pas être plus présent. Tel un vieux parent attendant la visite de son adulte de fils, vous attendez en vain, mais vous ne pensez pas à l'appeler ou à aller lui rendre visite.

L'argent a besoin d'attention et il a besoin de savoir qu'il compte pour vous, pour ensuite vouloir venir à vous et vous combler de sa présence bienveillante.

Cette métaphore un poil simpliste se veut la remarque importante de ce domaine : il faut aimer l'argent comme un enfant pour voir la fortune apparaître.

Et comment aimer l'argent ?

En arrêtant d'avoir des préjugés sur lui, de parler en phrase négative à son sujet, de se rire de ceux qui en possède et de croire que la vie sans lui n'est pas possible.

Il vous faut regagner votre dignité et apprendre à vivre dans la conviction que la fortune ne vous rend pas plus grand, pas plus beau ou pas plus aimable aux yeux de l'Univers et accepter de considérer l'argent avec un regard bienveillant, mais pas envieux.

Le monde, dans lequel vous vivez, a fait de l'argent un joyau incomparable, inatteignable et totalement élitiste, mais c'est faux et archi-faux de considérer ce moyen de communication et d'amour, comme un objet plus important que l'Âme magnifique et bien plus riche que vous possédez tous en vous.

L'argent se veut le symbole de l'échange et de la communication ; il n'est pas là pour miner votre confiance en vous ou pour la transcender. Il est là pour vous permettre de croire que tout est possible et que vous avez toute l'attitude pour réaliser vos rêves.

En croyant que l'argent est votre ami, vous faites déjà un grand pas en avant sur la compréhension de votre monde intérieur et vous acceptez que vous en ayez besoin, mais non avec avidité ou supplication, mais avec bienveillance et sympathie.

L'argent ne vient que vers ceux qui se considère plus important que l'argent lui-même et qui savent que leur estime d'eux-mêmes est plus grande que tout l'or du monde.

La confiance que vous portez dans vos capacités sera soutenue par l'argent et les possibilités qu'il vous prodiguera et non l'inverse.

Commencez par avoir foi en vous et à considérez l'argent comme un serviteur, un outil capable de créer des opportunités et en l'appréciant à sa juste valeur, en lui montrant que vous êtes un maître digne de confiance, alors l'argent vous servira avec honnêteté à son tour.

Beaucoup de problèmes liés à l'argent viennent de vos croyances erronées à son sujet, souvent endoctrinées durant l'enfance, en continuant de croire que l'argent est réservé à certains et pas à d'autres, que l'argent ne fait pas le Bonheur et donc pourquoi en auriez-vous ou encore que l'argent est sale, qu'il perverti et rend les gens vils et malhonnête.

Ce sont des croyances difficiles que vous avez de la peine à prendre en compte, car elles peuvent être inconscientes, mais il est nécessaire de se rappeler qu'il ne vous est pas demandé de devenir imbus de vous-même, orgueilleux ou encore vénal pour mériter l'argent, mais de le considérer avec un regard beaucoup plus serein.

L'argent apporte beaucoup de service et il permet simplement de réaliser vos rêves.

N'oubliez pas que c'est votre confiance en vous qui importe avant tout et que vous pouvez tout réaliser si vous la possédez. L'argent se fera alors votre compagnon au fur et mesure que vos prendrez les devant pour vous épanouir, pour aller au-devant de vos projets.

Il ne faut pas s'arrêter aux questions d'argent, car vous ne faites que véhiculer des sentiments négatifs qui ne vous amèneront pas l'épanouissement financier que vous attendez.

Gardez en mémoire que considérer l'argent avec bienveillance est un pas important vers la richesse !

Je tiens maintenant à finir ce domaine en vous expliquant un concept cosmique sur les lois de l'attraction et sur la vision que vous en avez.

Si vous êtes conscients que l'on n'attrape pas des mouches avec du vinaigre, vous oubliez trop souvent qu'il ne suffit pas de mettre du miel sur une table pour que les mouches s'y installent nécessairement du premier coup.

Il vous faudra attendre un peu qu'une première mouche s'y essaie et peut-être que d'autres la suivront.

C'est dans cette même vision des choses qu'il est important de garder des pensées positives et de visualiser vos griefs contre l'argent pour ensuite leur opposer une vision positive.

Vous ne réussirez pas en récitant bêtement des phrases, si vous n'y croyez pas et s'il subsiste en vous des croyances limitatives.

La loi de l'attraction de l'Univers se base sur la capacité de chacun à créer son Monde, par la force de la volonté, de la pensée, mais également du désintérêt et de l'amusement.

Plus vous voulez quelque chose dure comme fer, moins vous réussirez à l'obtenir, parce que vous y mettez tellement de volonté et de force que vous obligez l'Univers à changer ses plans pour vous amener à avoir ce que vous voulez et donc cela peut prendre du temps.

Alors que si vous avez du plaisir à espérer quelque chose, que vous vous en amusez, que vous n'attendez rien et que vous vous laissez surprendre, l'Univers aura toute l'attitude pour travailler rapidement à votre réussite, en mettant sur votre chemin les personnes, les objets, les événements porteurs de sens et d'un futur enrichissant possible.

Tout est dans la manière de voir la vie et de la considérer avec optimiste...ou pas...

Moins vous forcez la donne et vous acceptez ce qui vient avec gratitude et reconnaissance, plus l'Univers va vous montrer le chemin et vous donner ce que vous cherchez.

Le travail, tel que vous le pensez dure, pénible et fatiguant, n'est pas l'apanage du Cosmos.

Dans l'Univers, tout se vit dans la simplicité, sans force, ni complication. Chaque particule de la Source sait ce qu'elle est et ce qu'elle est amenée à vivre. Elle ne se braque pas face à son destin ou à ses souhaits, elle vit simplement et partage avec toutes les autres particules le chemin de la Vérité.

Chaque fibre, chaque morceau de votre Etre vibre à l'unisson de l'Univers et la joie est nécessaire à l'accomplissement de chaque destinée.

Vous devez vous vivre dans la joie de l'existence qui vous est offerte, en sachant que vous pouvez tout et êtes tout, que vous avez les pleins pouvoirs pour expérimenter et ressentir ce que bon vous semble, mais si le voyage vous déplait, sachez que vous êtes libres de changer la donne et cela est une constante inaltérable.

Seule votre croyance que le malheur est une fatalité et le bonheur, un cadeau, vous empêche de vous sortir des situations qui vous pèsent.

Vous êtes capables de tout et bien plus encore, mais il ne suffit pas de le vouloir pour l'avoir, il faut encore vivre avec simplicité sa vie et en apprécier chaque minute, vivre dans la joie et savoir dans votre cœur que vos demandes ont été entendues.

Trop vouloir, c'est mettre dans votre cœur une contrainte et renvoyer à l'Univers, un sentiment de négativité qui va forcément faire écho et revenir vers vous multiplié par cent.

Toute la magie de l'existence réside dans la simplicité et non dans la contrainte et l'effort.

L'Univers n'a pas l'envie de vous laisser en terrain hostile pour vous apprendre à vivre ; ce n'est pas le but de votre incarnation. Les seules douleurs que vous trouvez sur votre chemin résultent de votre décision de les expérimenter et même si cela est difficile à accepter, votre Âme a prévu de vivre certaines conditions de vie pour en tester tous les tenants et les aboutissants.

Par contre, rien ne vous empêche de découvrir d'autres possibilités durant cette vie, et de vous rappeler que vous êtes la Grandeur de l'Univers, que rien ne peut vous arrêter, sinon vous et les pensées que vous imprégnez dans votre cœur.

La plus grande erreur est de croire que tout est figé et que rien ne peut changer sans peines et complications !

Vous avez un monde de choix et d'opportunités à saisir et il ne tient qu'à vous d'essayer.

Je tiens également à rappeler à chacun que vous n'êtes pas exempts des souffrances passées de vos vies antérieures et qu'elles ont également un poids dans la décision que votre Âme à prise de vivre, telles ou telles situations.

Sachez que rien n'est immuables et que vos incarnations précédentes sont un cadeau, qui vous permet de voir plus clairement et d'expérimenter plus fortement, la vie d'aujourd'hui.

Donc ayez à cœur de comprendre votre passé karmique pour mieux comprendre votre destin et les épreuves qui vous entourent.

Se connaître soi-même, c'est déjà évolué vers des potentiels grandioses !

Je terminerai ici mon monologue, en sachant que vous avez compris l'importance de vos pensées, des sentiments qui habitent votre cœur et des vies antérieures qui jalonnent votre identité karmique.

L'argent doit se vivre comme une fête et doit donner un sens à vos espoirs, vos rêves et vos objectifs, mais il ne doit jamais être une fin en soi. Il est un bon serviteur, mais un très mauvais maître et sous-entend souvent un bonheur utopiste, propice à toutes les folies.

Donc soyez résolus à vous ouvrir à lui, mais à ne pas le laisser vous dominer, car comme un enfant-roi, il pourrait bien vous relayez à la seconde place et vous rendre complétement fou.

Ayez à cœur de vivre pour votre Âme et pour la Beauté qu'elle véhicule ; le reste suivra !

Je vous embrasse et vous souhaite le Meilleur.

Cordiales pensées !

L'Archange Métatron »

LA VIE par l'Archange Michaël

« Bonjour à vous tous !

Je suis ravi de pouvoir aborder avec vous ce sujet vaste et compliqué qu'est la Vie, dans son sens le plus noble, le plus beau et le plus complet.

La Vie a quelque chose de magique pour tous ceux et toutes celles qui l'ont donné ou qui l'ont vu naître.

La Vie ne se résume pas à un souffle, à une aspiration et à une expiration ; c'est au-delà de cela que votre existence s'inscrit et se vit comme un Univers à lui tout seul.

Nous sommes toujours étonnés par la complexité que vous donnez à votre Vie, de la naissance à la mort et à tous les paradoxes incroyables que vous mettez en place pour « survivre » à vos pensées, vos rêves et vos aspirations durant ce laps de temps béni.

Car oui ! La Vie ne se résume pas à ce sentiment d'être, de respirer, de sentir, de boire, de manger ou tout simplement d'aimer. La Vie se parcours dans le plus simple appareil...celui de l'Âme...et se termine dans un costume Céleste...celui du Cosmos.

Je tenais à clarifier une chose importante, qui met ce sujet dans un situation différente de tous les autres sujets : la Vie ne s'explique pas, elle se vit et il est inutile de vouloir donner des schémas cosmiques, célestes et organiques pour en comprendre les tenants et les aboutissants. L'Univers ne vous donne pas la vie pour que vous en fassiez un sujet de thèse, mais bien pour que vous l'expérimentez et que vous ressentiez tous ces aléas bons et mauvais.

En partant de ce principe, la Vie n'est rien d'autre qu'un symbole de l'existence de l'Univers, vibrant dans vos corps, vos Êtres, vos Âmes et les particules infimes de votre essence cosmique.

Je tenais donc à vous faire comprendre que je n'allais pas faire, ici, un tribute à la Vie en expliquant la naissance d'un enfant et la mort d'un vieillard, mais bien en sortir l'essence même pour que vous compreniez la notion particulière qu'elle sous-tend.

Il est de nature humaine de croire que la Vie s'arrête ; trop de personnes sur votre Planète ne regarde pas au-delà des impressions, de la « réalité » de tous les jours et des principes qu'on leur a inculqués.

Pourtant la vérité est simple et elle repose sur une vision évidente, mais frappante...la Vie ne s'arrête jamais !!

Ce qui « meurt » (et ce mot ne me convient pas !) n'est autre que l'incarnation présente, mais pas l'histoire infini de l'Âme et de ses rencontres au fur et à mesure de son passé, de ses expériences et, j'ose dire, de son éducation.

La Vie peut se comprendre comme un panel de possibilités, mises au service des plus instruits, pour en découvrir le miel et l'essence pure, pour grandir et s'épanouir, pour combler l'émerveillement toujours plus grand de l'Âme, lors de ses voyages successifs.

Je parle de « voyages successifs » et je dirais même simultanés, car le temps (sujet que vous aurez l'occasion d'aborder plus tard) n'est pas un lien isolé qui vibre en continu sur le même espace-temps. Celui-ci se meut en différents Univers, en différents lieux et revêt une forme circulaire, qui peut vous faire passer du futur au passé et du passé au futur.

Tout cela vous n'en avez pas conscience, mais plusieurs vies se vivent en une seule et c'est dans ce scénario passionnant que votre Vie devient la plus trépidante des aventures.

Pendant que vous lisez mes mots, votre Aura voyage et s'exporte dans d'autres lieux et dans d'autres dimensions. Pendant votre sommeil, votre même Aura se retrouve dans milles occasions de vie, de rencontres et d'Univers.

Certains acteront qu'il s'agit d'un processus mental, issu de la fatigue d'un cerveau en surchauffe, qui se décharge le soir venu, du trop plein des informations reçues durant la veille, voire des jours précédents.

Pourtant, si votre cerveau créé les « blancs » nécessaires à votre repos mental, il n'en est pas le cas de toutes les nuits que vous passez, ni pour tous les instants de votre sommeil.

Certains d'entre vous n'auront aucuns souvenirs de leur rêve, mais leur Aura et leur Âme auront travaillé et voyagé pendant ce temps lunaire, et auront pris acte de nouveaux faits importants pour la suite de l'existence de votre machine humaine et des expériences qu'elle doit vivre pour évoluer au rythme de votre Âme.

D'autres encore vivront des vrais rêves, d'une réalité époustouflante et seront émerveillés d'avoir pu vivre pareilles chimères, mais là encore il ne s'agit pas d'un rêve, mais d'un voyage « organisé » par votre Aura et votre Âme pour retourner dans les endroits nécessaires à leur évolution.

Je crois que vous ne comprenez pas l'impact important du sommeil sur votre épanouissement, et encore moins, de l'énergie qui émane de vos corps célestes, de votre Aura et de votre Âme.

Ainsi, ce n'est pas parce que votre corps physique ne bouge pas, qu'il est sans mouvement ; votre Aura bouge sans cesse et votre Âme se balade dans les parcelles des énergies qui vous entourent.

Quand deux personnes se rencontres, elles vibrent, soit à la même fréquence (et deviennent amis), soit à une fréquence un peu différente, ce qui change imperceptiblement leur rapport et la complémentarité de ce qu'elles vont s'offrir mutuellement.

Tout est une question d'énergie et d'échange que la Vie vous permet d'apprendre à organiser pour mieux évoluer.

Dans le Cosmos, la Vie et le Temps sont liés, car une période donnée d'existence, sous-entend une période donnée d'incarnation bien précise.

Quand les informations ont été comprises et assimilées, quand le travail de fond a été mis à jour et utilisé à bon escient, l'Âme considère qu'elle a fait son temps (comme vous le dites d'ailleurs) et elle reprend le chemin de la « Maison » pour débriefer des expériences, des doutes, des erreurs, des succès et de l'apprentissage important qu'elle aura finalisé.

C'est dans cette énergie de retour que la Mort se met en place, non pour vous couper de quelque chose ou de quelqu'un, mais bien pour entamer un retour souhaité et souhaitable.

Votre impression de « fin » ne signifie rien pour votre Âme, car elle connaît la nécessité du passage et elle sait également qu'elle ne quitte rien, ni personne ; le temps et l'espace étant deux concepts qui se superpose et qui permet à une Âme d'être à deux endroits en même temps.

La « Mort humaine » coupe le regard humain de l'essence terrestre d'une personne, mais le regard de l'Âme est toujours en connexion avec votre Monde et il n'y a pas de séparation.

Voilà ce qui vous semble incroyable et que vous ne comprenez pas ! D'où votre sorte de peur de la Mort et d'idolâtrie programmée de la Vie (pourvu que nous mourrions le plus tard possible...).

Il ne s'agit pourtant pas d'une course contre la montre, car chacun de vous allez vivre le temps nécessaire et imparti pour connaître ce que vous aviez programmé, à votre arrivée et dans votre incarnation. Rien de plus ou rien de moins n'est prévu et c'est, non la Vie qui se retire pour laisser la place à la Mort, mais bien une Vie en remplacement d'une autre.

Ainsi, votre mort physique ne signifie pas la mort spirituel et cosmique. Tout est fait de la nuance importante que vous donnez à votre enveloppe terrienne ou non !

J'ai souvent été frappé par la vanité de certains, le besoin de briller et de garder une jeunesse visible aux yeux de tous et je m'en amuse toujours autant, car les corps physiques qui se risquent dans cette course de jeunisme n'ont aucune idée de la jeunesse de l'Âme qui les compose.

Bien sûre qu'elle n'est pas visible au regard de la masse et qu'elle ne saurait vous apporter les honneurs et le plaisir des yeux et de la séduction, mais pourtant c'est elle qui vous rendra plus ou moins jeune ou vieux plus vite ou plus tardivement.

Votre Âme peut avoir vécu des milliards de vies et pourtant, aussi sage soit-elle, elle garde la beauté de sa jeunesse et de sa fraîcheur.

Aussi, ne misez pas sur la beauté de vos traits comme symbole de votre jeunesse éternelle, mais plutôt sur la spiritualité positive de votre Âme et sur ses bienfaits énergétiques.

Et je vous rappelle une vérité commune à tous et qu'il vous faut vous rappeler : « D'une belle Âme ne naît pas nécessairement un beau visage et d'une mauvaise Âme, un visage laid !! » Et si je vous dis encore que le bien et le mal se confondent, alors vous comprendrez clairement que le physique n'est qu'un emballage trompeur ou au contraire avisé, mais qu'il ne donne qu'un vague renseignement sur la Vie de l'Âme qui la compose.

Tout est dans la grandeur de l'Âme et non dans sa jeunesse, son paraître, ses origines ou ses idées !!

Je terminerai ici mon exposé en parlant des prémices de l'existence et sur la notion même de Vie.

L'existence ne se créer pas dans le ventre d'une mère, dans le spermatozoïde d'un père ou de l'union des deux. L'existence se met en marche et donne tout son sens à la naissance, avant le passage de l'Âme dans son incarnation.

Quand l'Âme (votre Âme) décide de vivre une nouvelle expérience, elle se met en quête des actions et des réactions qu'elle souhaite mélanger pour donner un sens à son nouvel apprentissage.

C'est à partir de ce souhait et de l'intention propre de l'Âme que la Source, les Anges Gardiens, les Maîtres Ascensionnées, et nous autres Archanges, commençons à travailler de concert pour organiser ce nouvel acte de la Vie de l'Âme, de sa conception à sa mort.

Nous l'entourons dès le choix qu'elle pose et nous la guidons dans les nouveaux « habits » qu'elle prendra. Son choix est impératif et donne tout son sens aux futurs choix qu'elle fera dans son incarnation.

Que cela soit sur Terre ou ailleurs, l'Âme va faire des sondages et découvrir le lieu qui correspond le mieux à ses inspirations « pratico-spirituelles » et par sa décision, elle nous permet de conditionner son arrivée.

A partir de ce point de non-retour, où elle s'attache à un Univers, une planète, un lieu, des Âmes amies et des corps célestes que la naissance prend tout son sens et démarre.

La naissance terrestre, telle que vous la concevez n'est rien d'autre qu'un passage symbolique d'une Vie à une autre, comme la mort l'est…d'une Vie à une autre !!

C'est dans ce paradigme particulier que j'aimerais vous laisser méditer, car il est important pour vous, mais surtout pour les générations futures, que vous compreniez et que vous fassiez comprendre que si la Vie est un trésor, un cadeau et une opportunité, qu'elle est sacrée, importante, porteuse de sens et de bien-être, elle n'en reste pas moins un passage et qu'elle continuera à l'être que vous vous accrochiez à elle ou non !

Pour vivre pleinement, il ne s'agit pas de s'accrocher au chemin par peur de se perdre, mais plutôt d'accepter de changer de routes et de vivre pleinement chaque aventure et chaque possibilité, pour permettre à votre Âme de vivre sa potentialité céleste sous les meilleurs hospices, sans peur du lendemain, sans peur de la mort, car elle n'existe pas. Rien ne s'arrête jamais sinon l'expérience que vous vivez !

Sur ces paroles, je prends congé et me réjouis de vous retrouver dans de prochains sujets !

Amitiés.

Votre dévoué Michaël »

LE TEMPS par l'Archange Métatron

« Bienvenue à vous tous qui avaient envie d'en savoir plus et de vivre un instant...le Temps !

Ce domaine mérite votre attention, car il n'est pas simple à comprendre pour le regard humain que vous portez sur la Vie.

Evidemment que tout cela peut s'expliquer d'une manière simple, mais il faut malgré tout que je complique un peu les choses pour que vous alliez plus profondément dans le sujet et que vous me suiviez dans les méandres de vos montres respectives.

Ainsi le Temps, tel que vous le comprenez, est un enchaînement de secondes, de minutes, d'heures, de jours, de mois, d'années, qui continuent à faire battre votre cœur et à vous donner cette impression de vieillesse, de mort, de longueur, de rapidité ou au contraire, d'attente insoutenable et de moments douloureux.

Ce temps que vous voyez si linéaire, n'en a que le nom, car il n'y a rien de plus complexe et de plus aléatoire que le temps et la manière dont vous avez essayé de le dompter.

Sur Gaïa, le temps fait parti d'un tout et d'une notion bien clair, compréhensible. Le temps passe et il se combine entre le passé, le présent et le futur.

Pourtant, sur d'autres systèmes galactiques, le temps a une vision très différente et donne une possibilité infinie à ses habitants, de passer d'un rythme de vie à un autre, d'une saison à une autre ou encore d'un passé à un futur en un claquement de doigt.

C'est cette différence notable qui peut parfois étonnée la communauté galactique, car vous êtes encore comprimés par cette notion, que vous commencez à peine à entrevoir comme relative.

Le temps n'a pas de substance et il est suffisamment fluide pour permettre à tout un chacun de s'y glisser et de vivre des sauts dans le temps et l'espace. Il est ainsi facile pour certaines civilisations de changer de lieu, rien qu'en y pensant ou de changer le cours du temps, rien qu'en le décidant.

Aujourd'hui, mes paroles font plus écho à vos films à succès ou à de la science-fiction à hauts budgets, plus qu'à une réalité démontrée, mais c'est pourtant ce que beaucoup vivent et vous allez vous aussi pouvoir connaître ces capacités, au fur et à mesure, de votre évolution spirituelle et karmique.

Vous êtes sur le chemin, mais il y a encore trop peu de personnes capables de vivre cette faculté pour que vous vous imaginiez combien elle est simple et évidente.

La différence notable entre votre civilisation et d'autres mondes cosmiques se résume en un mot : croyance !

Vous vivez dans une croyance erronée dans beaucoup de domaines et vous vous limitez dans vos capacités, pensant en être incapable.

Je serais tenté de dire que votre mode de vie est archaïque et que vous avez encore beaucoup à apprendre, mais le principe de base de tout cela peut également se résumer en une question : le voulez-vous vraiment ? Avez-vous envie de découvrir de nouvelles possibilités et concepts ?

C'est là que le bas blesse, car vous êtes encore trop souvent asservit par l'argent, l'appât du gain et votre narcissisme ambiant fini par avoir raison des plus belles découvertes, si celles-ci vous fait perdre un centime ou une valeur humaine que vous pensez posséder.

Votre vision du monde est encore trop étriquée pour avoir conscience des facultés hors normes que vous avez tous en vous et que vous pourriez utiliser facilement pour changer la face de votre Monde et de ses habitants.

Votre avidité est probablement votre plus grande ennemie et cette parenthèse, liée à ce thème, me permet de vous le rappeler...mais revenons à nos moutons.

Le Temps peut êtes comparé à une roue ou à un objet circulaire, car il ne se déplace pas sur une ligne, en mettant de côté le passé et en se projetant rapidement dans le futur.

Les deux pôles du temps se côtoient sans cesse et se croise, « s'intercroise » pour donner une connexion en toile d'araignée, dans le cosmos et l'infini.

De la même manière que vous vivez entouré d'autres dimensions, dont vous ne vous rendez même pas compte, le temps est également imbriqué dans tout un méandre d'aller et de retour.

Ainsi, les voyages astraux, que certains peuvent expérimenter, sont un exemple parlant de la complexité du temps et de l'espace.

Prenons un exemple :

Vous rentrez chez vous et vous vous demandez ce que vous avez envie de manger. Vous allez donc au magasin et vous prenez une salade et une boisson.

A cet instant précis, vous avez déjà vécu cet évènement. Il devient donc un souvenir...le souvenir d'avoir été cherché à manger pour votre soirée, mais en même temps, votre action se rejoue à l'infini, par vous dans une autre espace-temps, car vous êtes à plusieurs endroits à la fois et vous avez plusieurs opportunités à la fois.

Ainsi, pour ceux qui aime écouter les conseils des voyants et autres médiums, une voyante peut vous donner une vision particulière de votre futur et une autre, encore une autre vision totalement à l'opposée de la première. Pourquoi ? parce qu'elles se canalisent sur deux possibilités existantes de votre futur, indépendamment de votre vie actuelle. Vous êtes susceptible de vivre les deux options, mais vous avez le libre-arbitre d'en choisir une plutôt qu'une autre. De ce fait, l'espace-temps est un condensé de vies possibles et de vies passées, que vous pouvez revivre ou espérer vivre selon les connexions que vous aurez dans les minutes qui suivent.

C'est pourquoi il est parfois difficile d'être totalement précis en voyance et que vous décidiez de la véracité et de la qualité d'une voyance à sa réalisation est un leurre, car les deux voyantes ont pu voir la réalité, mais sur un plan et sur un temps différent.

La complexité du temps ne réside pas dans les minutes qui passent, mais dans votre capacité à vous projeter dans ces minutes.

Quand vous êtes intéressés par un sujet, le temps semble passer plus vite, alors qu'à l'inverse, un sujet lent et insipide semblera bloquer votre montre et vous aurez l'impression de « perdre » un temps précieux...temps qui n'avance pas et qui vous met devant la difficulté d'un présent oppressant.

C'est ce concept que vous pouvez ressentir comme une impression, qui en fait est une réalité...le temps n'est pas linéaire et il vibre par les énergies que vous lui insufflez.

Ces mêmes énergies sont la vibration pure du temps et quand vous regardez votre montre, vous omettez de voir le passé et le futur sous-jacent du présent.

Tout est lié et comme je viens de vous le dire, tout s'entremêle. Il devient donc compliqué d'expliquer le temps sans se retrouver perdu dans un aléa de vies passées et de vies futurs.

C'est aussi pour cette raison, et je tiens à le préciser, que le PRESENT est le seul à avoir un impact considérable sur tous les autres pans de votre vie. Il conditionne déjà ce que sera votre futur et il met à jour ce qu'a été votre passé.

Inlassablement, le présent est le facteur amplifiant de votre vie et il mérite une attention toute particulière.

Encore un exemple qui parlera à certains :

Lors d'une méditation, votre présent semble suspendu. Il vibre par l'absence de pensées, ou plus exactement par l'acceptation de vos pensées, et donne une importance forte à votre futur. Il met également votre passé dans une bulle, car vous le créez à votre rythme, sans conditionnement extérieur et vous laissez le futur arriver, sans chercher à le connaître, ou plus exactement, à le modifier.

Donc, la méditation suspend le temps dans le présent, sous une forme allégée et quand bien même le temps continue de tourner, il ne se ressent aucunes distorsions, car vous ne mettez aucunes forces ou actions dans votre présent, sinon celui de votre présence...justement !

D'où l'intérêt de la méditation qui condense l'espace-temps, dans la suspension, par votre inactivité consciente.

Le temps n'est pas plus compliqué que cela, mais met en résonnance l'impalpable et son contraire.

Dans la notion de temps, on retrouve toutes les possibilités d'actions et toutes les actions à la fois, imbriquées dans une seule et même minute.

Je ne saurais trop vous inviter à relâcher la pression que vous donnez au temps et à l'heure en général.

Il est un message important que je souhaite que vous compreniez : la course contre la montre est particulièrement improductive et ne permet pas de vivre dans la plénitude de soi-même et des autres.

En étant dans le stress de l'heure qui passe, dans la pression du « tout à l'heure », vous omettez d'écouter votre instinct, de lire dans le regard des autres et de comprendre la notion même de complexité de la vie.

Vous ne vivez pas réellement et faites de votre futur, un passé non « mâché », qui ne vous apportera aucunes bonnes expériences, qui n'aura pas pu mûrir et vous donnez de bons fruits.

La pression de l'heure qui passe vous amène inexorablement vers un abrutissement du potentiel de vie, que votre Âme à souhaiter connaître en s'incarnant ici-bas. Vous ne « dégustez » pas votre plein potentiel, dans la lenteur de l'espace et du temps, mais vous « avalez tout rond » les minutes, sans en trouver la saveur et la complète satiété.

Je ne peux que vous encourager à ralentir votre rythme et à ne pas vous laisser dicter les minutes que vous devez vivre, au gré des humeurs des autres, soit patrons, maris, femmes, parents, amis, voisins ou encore individus lambdas.

Soyez beaucoup plus ouverts à la recherche de la beauté des minutes, de la lenteur des heures et savourez le concept même de plénitude de l'instant, afin de faire de votre passé et de votre futur, une imbrication de joie, de bonheur, de compréhension et une vision évidente de la meilleure solution, du meilleur moment, de la meilleure rencontre.

Personne ne peut bien comprendre sa vie et décider des actions à entreprendre, dans le brouhaha de la course contre la montre, dans le stress des horaires et des horloges.

L'humanité doit se réapproprier son rythme personnel et comprendre que les grandes choses ne se vivent ni dans le passé, ni dans le futur, mais dans ce présent porteur de tous les possibles et déjà porteurs de toutes les opportunités du passé et du futur.

Je terminerai ici mon exposé, sur ce sujet vaste et complexe qu'est le temps et pour vous permettre de mieux mettre un terme sur son « rythme intouchable », je vous propose une petite histoire.

Sur une colline, un vieil homme regardait l'horizon. De ses yeux fatigués, il ne voyait pas parfaitement les contours des montagnes, ni les formes des maisons de l'autre côté de la colline. Pourtant, il les devinait et espérait chaque jour pouvoir encore les voir, tant sa vision diminuait. A contrario, il n'aimait pas regarder derrière lui, car son regard ne voyait que trop bien les maisons en contre-bas et il se souvenait des soirées en amoureux, des balades dans les ruelles et des courses poursuites entre enfants. Ainsi, il savait que cela ne reviendrait plus jamais et il refusait de tourner la tête pour ne voir que le vide que ses souvenirs lui avaient laissés.

C'est dans la douceur d'une soirée de juin, sous un grand arbre, assis sur le banc de la colline, que le vieil homme aimait rester. Il ne voyait pas l'horizon et ne se tournait pas vers le village. Il restait simplement sur son banc et regardait les petites fleurs à ses pieds, écoutait le chant des oiseaux dans l'arbre et devinait le murmure des insectes à ses côtés.

Quand son heure vint, l'Univers lui demanda ce qu'il avait vu de sa vie et il répondit que rien n'avait eu autant d'importance, que le souvenir des petites fleurs et des feuilles vertes de l'arbre gigantesque, car dans ces moments simples, il pouvait vivre dans l'éternité.

Archange Métatron pour vous servir ! »

LA PARENTALITE par l'Archange Gabriel

« Bienvenu Chers Amis !

Je suis heureux de pouvoir « m'attaquer » à ce thème et vous donner mon ressenti sur le fonctionnement parental, depuis le point de vue bienveillant de l'Univers et des Archanges.

Il est nécessaire de comprendre que l'amour ne se compose pas seulement d'un homme et d'une femme et qu'il en est de même pour la parentalité. Je tiens à souligner que les concepts que vous prônez, vous appartiennent, mais ne sont pas nécessairement l'apanage de l'Univers.

Vos dogmes et vos croyances ne sont que le reflet d'une peur...peur de perdre le contrôle, peur de l'inconnu, peur du regard des autres et peur de la vie tout simplement.

En dehors de ces considérations, rien n'est bien ou mal et tout est possible pour l'Univers. Soyez donc convaincu que Celui-ci a toujours envie de vous donner le Meilleur et qu'il ne voit pas la féminité et la masculinité avec vos regards humains.

L'Univers voit, avant tout, l'Âme derrière le corps et l'apparence ; les préjugés qui sont soulevés trop souvent sur la capacité ou non de devenir parent, en étant hommes ou femmes, et dans un couple non mixte ne veulent rien dire pour la Source et je pense qu'il vous faudra un jour vous dégager de vos croyances pour mieux comprendre comment un enfant grandit, indépendamment des idées de la science et du monde en général.

Cela étant dit, je vais pouvoir vous expliquer une première notion importante, à travers l'éducation et ses multiples fonctionnements.

L'éducation d'un enfant ne se nourrit pas du masculin et du féminin dans sa version « tangible » ou affichée. Les deux pôles contraires masculin et féminin sont représentés dans chacun des Êtres que vous êtes.

De ce fait, certaines femmes auront une aura plus masculine et certains hommes, une aura plus féminine. A partir de ce constat, vous pouvez trouver des papa poules plus enveloppants qu'une mère et des mamans sportives et cascadeuses, apprenant à leur enfant à s'extirper du cocon familial, pour se confronter au monde.

Il y a donc une évidente singularité à concevoir l'éducation d'un enfant par rapport à la notion de masculin-féminin, sans que vous vous retrouviez parfois bien embêtés devant les traits de caractère mélangés des deux parents.

Ainsi, je vous informe clairement qu'un enfant n'a rien besoin d'autre pour grandir, que d'Amour et d'un système de valeurs qui lui permettra d'évoluer dans le cadre familial selon les règles de celui-ci.

A partir du moment où ce concept est compris, il n'y a plus besoin de se poser de questions sur les réels fondements de l'homme et de la femme, comme représentant de l'enfant, mais plutôt sur les caractéristiques masculines et féminines que l'enfant aura pu prendre comme modèle.

Un enfant « sain » est un enfant qui accepte ses deux pôles et qui en connaît les valeurs et les idées. Combien d'enfants grandissent sans l'amour d'une mère ou d'un père ? Pourtant, ils vont se construire à travers les rencontres et les autres membres de la famille, qui feront figure de substitut à l'image du père ou de la mère absente.

C'est cette construction qui est très importante et qui n'est pas nécessaire de porter aux nues pour la considérer comme le seul fait du bien-être mental, émotionnel et psychique d'un enfant.

Tant que celui-ci retrouve un pendant masculin et féminin dans le cadre familial, l'enfant va découvrir sa propre interaction face au sexe opposé et s'en sentir indépendant.

Maintenant, et pour vous parler du rapport nécessaire des deux parents (hommes-hommes, femmes-femmes, hommes-femmes), il faut vous rappeler que la notion même de sécurité pour un enfant, résulte de la cohésion de deux adultes, qui réunis vont apporter à l'enfant le sentiment de sécurité et d'amour dont il aura besoin pour grandir.

C'est dans cette notion simple et évidente, mais pourtant si souvent absente, que je souhaite vous rappeler un point important. Lorsque deux parents se séparent, la séparation est vécue comme une ouverture du cocon rassurant de l'enfant, sur un monde d'incompréhension et de peur. Il se confronte à la vie de plein fouet. Si maintenant, les deux parents comprennent que l'Amour est le fondement important de la plénitude de l'enfant, les deux pôles trouveront un accord important de respect et de compréhension mutuel pour sauvegarder le cocon d'Amour. Même en ne vivant pas sous le même toit, l'enfant se verra retrouver la sécurité affective, à travers la bienveillance des deux parents l'un pour l'autre.

L'erreur la plus courante est de démystifier l'autre parent aux yeux de l'enfant et de le rendre suffisamment « abjecte » pour que l'enfant se sente dans l'obligation de rejeter le parent, mais également la partie féminine ou masculine qu'il sous-tend.

C'est cette erreur que trop de couple commettent, confondant allégrement le couple et les deux polarités parentales. A travers la réunion d'un homme et d'une femme, par exemple, il nait le devoir de partage, de réciprocité et d'équilibre du couple, mais à l'arrivée de l'enfant, le couple n'existe plus sous sa forme primaire et il devient la « cellule familiale », cocon protecteur évident, que l'enfant verra comme représentation de son masculin et de son féminin intrinsèque.

Si l'explosion du couple ternit l'équilibre des deux pôles contraires, il ne doit pas faire exploser la représentation que l'enfant doit garder de son identité masculine et féminine potentiel.

Pourtant, je remarque à regret que vous ne savez pas faire la différence et que vous mettez dans la même balance ces deux notions, créant des tiraillements et des modifications importantes du bien-être de l'enfant.

Il faut bien distinguer ces deux phénomènes et comprendre que la séparation du couple n'est pas une raison suffisante pour séparer les principes importants de la construction de l'enfant. Le cocon protecteur de l'enfant se vit également dans l'Amour et le Respect que les deux parents continuent à alimenter pour l'enfant et cela de manière conjointe, mais séparé.

Je terminerais ici mon explication de ce principe, trop souvent galvaudé, pour vous entretenir de l'importance des nouveaux enfants de cette Terre.

A plusieurs reprises, j'ai pu demander à Vanessa de mettre en avant cette notion, car elle donne aux nouveaux parents qui la vivent, une toute nouvelle façon d'éduquer et de ressentir l'émotivité de leur enfant.

On ne pourra réveiller la conscience du Monde sans permettre à une nouvelle génération de venir « brusquer » les codes et donner de nouvelles capacités aux humains/divins que vous êtes.

Il existe 3 principes importants que les nouveaux enfants ont déjà mis en chemin et qui continue de grandir pour mettre à mal, la conception erronée de votre Terre.

Tout d'abord, la notion d'ordre et de désordre, comme facteur de remise au goût du jour des valeurs importantes de l'humanité et son besoin de sortir des sentiers battus pour se réapproprier ses facultés et ses nouveaux idéaux. Je parle ici des enfants guerriers, capables d'abattre un travail considérable pour faire changer les choses et devenus adultes, pour « secouer le cocotier » comme vous le dites, afin d'améliorer la compréhension du monde et de remettre l'humanité au centre des priorités de Gaïa.

Ensuite, les enfants porteurs de l'Amour universel, qui vont donner une profondeur à leurs actes et une grandeur dans leur sentiment. Ces enfants apportent avec eux la sagesse des autres galaxies et ils sont les pourfendeurs des erreurs du passés, déjà bien « nettoyés » par les enfants guerriers. Ils seront capables d'offrir un havre de paix au plus grand nombre, car l'humanité sera de plus en plus prête à vivre dans la paix.

Pour continuer, La Lumière transparaîtra dans le regard de la troisième génération d'enfant et unis aux enfants de l'Amour, ils feront basculer votre Terre dans les progrès de l'humanité sereine, équilibré et ouverte au renouveau.

Je terminerai par vous dire que d'autres vagues d'enfants se lieront aux dernières générations d'enfants Or (lumineux) pour accroître leur force et faire de ce monde, un nouveau paradigme essentiel à la clarté de Gaïa.

De ces nouvelles générations, il sera nécessaire de prendre grand soin et de comprendre qu'elles ne pourront pas fonctionner comme ce fut le cas par le passé.

Les enfants guerriers sont les premiers à avoir mis en place une nouvelle façon de voir la vie et de concevoir l'enseignement. Aujourd'hui adulte, c'est à eux qu'incombe la tâche de modifier les idéaux des plus grandes masses et de comprendre que les fondements éducatifs du passé sont obsolètes et qu'il sera, de plus en plus, nécessaire de les modifiés pour donner une vision plus saine et ouverte aux nouveaux paradigmes proposés par ces nouvelles générations.

Je vous rappelle que l'humanité a énormément évoluée et que ce n'est que par la capacité d'une nation à donner un sens à la vie de ses minorités que sa grandeur s'inscrit.

Ainsi, les enfants doivent être mis au centre des priorités et compris avec un regard, certes bienveillant, mais également avec un regard respectueux, chargé de compréhension et d'écoute.

Les enfants d'aujourd'hui et de demain seront les enseignants de beaucoup d'entre vous et même si cette notion vous semble totalement ridicule, il faudra pourtant y adhérer pour vous ouvrir à la compréhension du monde et non plus à l'ignorance ambiante que vous aimez tant sacralisée.

Il vous faudra mettre en avant votre capacité d'écoute et de bienveillance pour permettre à cette nouvelle génération de faire son chemin et de vous ouvrir à un monde meilleur.

Je précise également qu'il ne s'agit pas d'en faire des enfants-rois ! Cette notion m'est totalement étrangère et je me revendique le droit à l'enseignement juste, mais doux. De cette vision importante, je tiens à vous rappeler qu'aucuns enfants ne mérite d'être traité comme un roi, ni comme un esclave, mais simplement avec l'ouverture d'esprit, la curiosité, la complexité qui lui est dû.

L'enfant, dans sa globalité, met en avant votre capacité d'adulte à redécouvrir le monde et à l'appréhender avec des yeux remplis de compassion et de sincérité. A travers un enfant, l'Univers cherche à donner la meilleure opportunité à chacun de grandir et par là-même, de faire grandir l'Âme qui compose ce « petit » Être.

Car comme vous le savez, l'enfance passe et un adulte équilibré doit naître de cette évolution saine et souveraine. Je ne peux que vous encourager à traiter avec Amour, respect, principes sains et ouverts sur le monde, compréhension et curiosité, ces futurs adultes de demain. Qu'ils puissent transmettent leur connaissance et leur savoir galactique au plus grand nombre et qu'ils continuent à donner le meilleur d'eux-mêmes, une fois l'âge adulte entamé.

Il s'agit de leur mission de vie et quiconque les brimera et ne leur permettra pas de réaliser leur plein potentiel se fera remettre sévèrement à l'ordre par les Instances Supérieures de l'Univers.

Je tiens à le préciser, car la nouvelle génération est protégée et continuera à l'être, tant que l'humanité ne sera pas encore capable de donner le meilleur d'elle-même dans tous les domaines de cette Terre.

Mon discours peut paraître dur, mais je tiens à vous expliquer que nous n'avons pas envoyé de nouvelles Âmes sans raison, que la plupart ne connaissent pas votre monde et que d'autres, ont vécu tellement de vies qu'elles pourraient être vos arrières arrières arrières grands-parents.

Et même si cela vous semble impossible, il est pourtant évident que ces enfants vont plus vous apprendre que la majorité des adultes qui vous entourent. Alors, je vous recommande de les traiter avec bienveillance. Il en va de l'évolution de Gaïa et par là même, de l'humanité toute entière.

Cette parenthèse refermée, je tenais à finir ce thème en vous rappelant que l'éducation n'est pas une question de « plus fort ou plus faible », que l'adulte ne doit pas se sentir plus important que l'enfant, mais le traiter sur un pied d'égalité pour lui permettre de comprendre le monde dans lequel il vit et de mettre en avant les comportements adéquates pour s'habituer à ses futurs challenges.

Un enfant bien éduqué est un enfant qui se sent bien dans sa tête et qui retrouve, dans son cocon familial, un sentiment de sécurité, de force, de bienveillance et de confiance en lui.

Je tenais à vous le rappeler, car il me semble important de préciser qu'un enfant n'est pas un jouet et mérite une grande compréhension pour faire de lui, l'adulte qu'il est entrain de devenir.

Un adulte heureux conscient de son potentiel, courageux, honnête, droit et travailleur (au sens opiniâtre dans sa mission de vie et non, nécessairement, dans votre monde du travail humain) a été, dès son plus jeune âge, un enfant considéré avec respect et mis face à la vie par la sécurité des aînés et l'intelligence dont ils auront fait preuve pour lui inculquer une curiosité, une ouverture et une intelligence des autres, de la Vie, des émotions et des pensées.

Un enfant qui aujourd'hui s'accepte tel qu'il est, qui écoute son Cœur, qui travaille son instinct, qui met en avant le soutien aux autres, qui ne revendique pas pour rien, qui sait s'affirmer et qui apprend des erreurs comme des succès, voilà un adulte en puissance et une belle évolution pour l'humanité.

Je vous demande de réfléchir à mes paroles et à faire le nécessaire pour que cela soit de plus en plus une réalité et non plus seulement une fiction.

Je m'engage ici à aider les parents dans cette tâche, à condition qu'ils le veuillent et qu'ils laissent l'Univers leur apporter le savoir de l'enseignement divin.

Avec toute ma gratitude pour les parents à venir et leurs enfants, ainsi que pour les adultes qu'ils deviendront, je vous embrasse et vous envoie la conscience de l'Amour Universel comme témoignage de mon implication grandissante dans vos vies.

Archange Gabriel »

RÊVES ET REALITE par l'Archange Sandalphon

« Chers Amis de l'Univers,

Je suis heureux de prendre ce moment pour vous entretenir du concept humain des rêves, mais essentiellement du concept de l'Univers et de ses mystères.

Il va sans dire que votre sommeil à un impact important sur votre qualité de vie et sur la santé de votre corps physique, mais de la même manière, vos rêves vont avoir un impact très important sur vos autres corps célestes et plus particulièrement sur votre Âme.

Le rêve, tel que vous l'envisagez d'un point de vue Terrien, ressemble à une capacité neuronale et à une vision psychique du monde, via une décharge mental due à la fatigue et au besoin de votre cerveau de se reposer.

Cette vision est en partie vraie, mais n'est pas la réalité pure et dure, car le rêve a une autre fonction importante et il demande une implication inconsciente de votre Aura, de vos Chakras, de vos corps célestes et de votre Âme.

L'onirisme n'est pas seulement un concept, qui voudrait expliquer les rêves comme symboles et réponses à des questions, mais bien une vision plus juste de ce qu'est la vie onirique dans son ensemble et le voyage astral dans un autre temps.

Lors de votre sommeil, les barrières mentales se lèvent et votre corps physique ne devient plus un frein à votre capacité d'élévation et d'implication spirituel consciente.

A partir de ce constat, vous vous retrouvez devant la possibilité de vivre ailleurs, en d'autres lieux, espaces et temps et de faire apprendre à votre Âme, comme aux différents corps qui vous composent, les « mystères » de l'Univers.

Un apprentissage onirique devient fondamental pour vous permettre de mieux appréhender votre incarnation et c'est par ce biais, que nous pouvons vous aider à traverser votre vie, en vous permettant de vous relier, le temps d'une nuit, aux autres dimensions de l'Univers et de ses plans.

Il est important de vous rappeler la complémentarité importante entre le rêve et la réalité, car l'un comme l'autre sont étroitement liés. Je tiens ici à faire comprendre à la plus grande partie d'entre vous, que le rêve n'est pas une vision imagée de la réalité, mais simplement une autre réalité que votre Âme et ses corps célestes expérimentent...ni plus, ni moins !

Ce que vous appelez des images mentales ne sont, en fait, que des voyages astraux importants pour la conscience et l'apprentissage de votre vie d'Âme. Que vous vous les rappeliez à votre réveille ou pas, votre voyage vous aura permis de vous relier à la Source et de retrouver une conscience forte pour la suite de votre chemin.

Ce point est essentiel à la compréhension du rêve et de la vision de la réalité.

D'ailleurs, pourriez-vous répondre à cette question ? Qu'est-ce que la différence entre le rêve et la réalité ?

Je vous vois déjà me trouver simpliste, car effectivement...la réalité se sent, se voit...elle est tangible, palpable. A l'inverse, le rêve est impalpable, confus, embrouillé et porteur de symboles, parfois farfelus.

Mais ce sont ces « symboles » que vous retrouvez pourtant dans votre réalité, à travers vos superstitions, vos croyances, vos dogmes, vos règles et vos principes de vie.

Les images un peu loufoques que vous semblez voir, représente les mêmes lois, dogmes et principes de l'Univers, à savoir, la possibilité infinie.

Dans l'Univers, il n'y a pas de restriction, d'interdit, de complexité, d'impossibilité. L'Univers EST et de ce principe, tout EST !

A partir de cette vision simple, il est évident que votre monde actuel peut faire figure de rêve pour l'Univers, par ses concepts et ses croyances terrestres. Ainsi, la Source vit un rêve en regardant votre monde fonctionner et Il lui est évidemment évident (et cette phrase me fait sourire !) que vous n'êtes pas la référence pour l'Univers et sa globalité.

C'est de cette explication que je tiens à vous dire toute la facilité que vous devriez avoir à vivre, à être heureux, par le principe de toute puissance que vous possédez tous et de « non-limites » qui sous-tend la Source.

Néanmoins, vous êtes venus ici pour apprendre la restriction et pour comprendre la dualité. Par ce principe, il vous semble inconvenant et impossible de pouvoir plus dans votre incarnation, mais c'est un leurre...un rêve donc !

Votre incarnation est également un rêve ; un apprentissage de la complexité de la réalité Universel et de cette vérité réelle, vous apprenez chaque jour et ce, jusqu'à votre retour à la Source.

Donc quand je vous entends penser que le rêve n'est pas...n'existe pas et ne vit que dans vos neurones vous ne faites qu'omettre la part importante Lumineuse et Divine qui vous compose.

C'est de cette vision des choses que j'aimerais maintenant vous enquérir et vous en donner la mesure la plus surprenante.

Dans les différentes couches que représente l'Univers, chacun de vous fait partie d'un échelon ou plus exactement d'un monde. Votre Âme appartient à un Tout gigantesque, mais subdivisé en plusieurs maillons.

Vous avez donc tous une famille d'Âmes bien précise et vous naviguez allégrement d'un plan à un autre, jusqu'à votre incarnation.

Au moment où vous devenez un Être à conscience humaine, lémurienne, vénusienne, angélique et j'en passe, vous perdez une partie de vos repères et vous retrouvez un peu « seul » face à l'expérience de vie que vous vous apprêtez à vivre.

C'est par le rêve que vous retrouvez vos familles d'Âmes, que vous retournez au point central de votre naissance Universel, que vous apprenez avec vos Guides, les membres de votre famille et les entités divines qui vous protègent.

En un temps qui vous paraît long, mais qui ne représente rien (et je vous renvoie aux explications éloquentes du Grand Archange Métatron), vous voyagez et retrouvez vos racines cellulaires, karmiques et universelles dans d'autres plans et avec d'autres membres de familles diverses et variées, y compris la vôtre.

Le sommeil n'est donc pas seulement une nécessité physique, mais un cadeau, un rappel, un lien que l'Univers a voulu mettre en place pour vous permettre de vous retrouver, de vous aider, de vous parler, car l'Univers ne veut pas laisser ses « enfants » sans protection et Il cherche toujours un moyen efficace de pouvoir les approcher et leur donner le Meilleur.

Je vous encourage donc à ne plus voir vos rêves comme une image chimérique de la réalité, mais bien comme une réalité potentielle, qui vivre à l'unisson de votre réalité terrestre, que je qualifierai ici : « d'impression de vivre ».

Il ne s'agit dans tous les cas pas de La Réalité, tel que l'Univers vous la présente. Je vous rappelle que votre incarnation n'est qu'une expérience et qu'elle n'est pas plus réelle que ce que vous pourriez vivre sur d'autres plans, dans d'autres espaces temps et dimensions.

Et quand bien même, vous avez la matérialité, le tangible comme preuve de cette réalité, vos autres corps célestes vivent la matérialité et le tangible dans d'autres dimensions.

Rappelez-vous de cela et voyez ce que vous vivez avec du recul !

Je sais que certains vont s'offusquer de mes propos et qu'ils apposeront à mes dires la mort, la naissance, la faim, le toucher et la vie dans sa globalité, comme certitudes absolues que seul ce monde-ci est une réalité, mais c'est pourtant une erreur que vous apprendrez à apprivoiser au fur et à mesure de l'évolution de l'humanité et de Gaïa.

La matière et l'antimatière (comme vous l'appelez) ne forme qu'un seul et même Univers et ce qui n'est pas tangible pour votre corps physique, l'est pour votre corps astral.

Ceux qui utilise les facultés astrales, médiumniques, instinctives et spirituelles savent que la matière est un passage obligé dans l'apprentissage de ce monde, mais ne représente qu'un petit pourcentage de tout ce qui existe dans l'Univers et sur les autres plans que la Source met à disposition de ceux qui le désir, pour vivre d'autres expériences astrales.

Une histoire s'impose pour permettre de conclure ce thème et de mettre dans votre esprit, un début de logique cosmique.

Sur un terrain vague, des jeunes gens avaient placés 10 bougies et, la nuit tombée, les avaient allumées pour mieux voir la grandeur du ciel.

Devant la clarté des bougies, les jeunes gens ne pouvaient plus apercevoir les étoiles, car la lumière ambiante cachait la Voie Lactée.

Sûrs de leur fait, ils continuèrent chaque soir d'allumer les bougies, en se disant que les étoiles allaient finirent par apparaître, qu'elles ne venaient peut-être pas chaque nuit.

Un vieillard qui avait observé leur manège toute la semaine, s'approcha d'eux et leur demanda ce qu'ils faisaient.

Après explications, le vieillard se mit à rire et souffla sur les bougies.

La nuit noire fit très peur aux jeunes gens et le vieillard leur demanda de rester tranquille, tout en levant les yeux au ciel.

Alors que leurs yeux s'habituaient à l'obscurité, les étoiles commencèrent à apparaître devant leurs regards émus et ils se rendirent soudain compte de leur bêtise et de l'incompréhension dont ils avaient fait preuve.

La lumière que l'on voit ne fait pas apparaître ce que l'on croit, seul l'obscurité permet de mieux saisir l'infinie et sa puissance !

Que cette histoire vous fasse réfléchir à ce que vous croyez voir...

Je vous embrasse !

Archange Sandalphon pour vous servir »

L'ESPOIR par l'Archange Uriel

« Chers Amis Célestes,

Je suis ravi de pouvoir prendre le lead sur ce thème, que j'ai décidé de mettre au goût du jour, avec une pointe de bonne humeur.

Il est essentiel de comprendre que l'espoir n'est pas un vain mot et qu'il est porteur de tous les rêves, de toutes les images, les pensées et la profondeur de l'Âme que vous ignorez parfois et que vous considérez, trop souvent, comme un leurre.

Car oui ! l'espoir peut faire sourire et n'être que de la poudre aux yeux, pour ceux qui n'y croit pas et qui pense que rien n'arrive dans ce cadre, dans cette incertitude évidente de la vie.

Alors que dire de l'espoir ? De cette espérance que tout ira bien, quand tout va mal ? De cette foi que les jours meilleurs seront de la partie et qu'il faudra continuer malgré tout à y croire, même si rien n'arrive dans les délais et que tout semble bloqué ?

C'est bien de cela que je souhaite vous entretenir, car l'espoir est avant tout un cadeau de l'Univers ; une façon pour Lui de vous rappeler que rien n'est jamais perdu et que votre grande Puissance provient de la Foi et de l'Espoir que vous mettez en toute chose.

C'est cela qui mérite une vraie implication et une compréhension importante de la Vie : l'espoir n'est pas vain ; il est porteur de la Foi en vous, en l'autre, en la Vie en générale et il donne toutes ses lettres de noblesse à la beauté humaine et à ce qu'elle a de plus grand.

Vous êtes venu ici pour expérimenter une façon de vivre, de vous épanouir et d'apprendre des bons et des mauvais moments. A travers l'espoir, l'Univers a voulu, comme à son habitude, vous rappelez d'où vous venez et de quel plan vous appartenez.

Dans l'Univers, il n'est pas nécessaire d'espérer, car tout arrive toujours dans le moment exact de la pensée et du verbe. Rien ne se perd, tout se recycle, tout se vit, tout se meut dans l'Infinité du Cosmos et avec l'Univers comme Maître à penser, à créer et à vivre.

Ainsi, je peux vous affirmer que chacun d'entre vous avez toujours reçu tout ce dont il avait besoin et lors de votre incarnation sur Terre, vous avez expressément décidé de vivre une expérience de manque, pour mieux accepter votre plein potentiel de Vie et de richesse.

Qui plus est, vous avez toujours la possibilité de demander et de recevoir de la même manière que dans l'Univers, car tout est possible et tout tourne toujours autour de Vous et de votre Potentiel énorme, mais vous oubliez trop souvent votre potentiel et vous finissez par espérez dans la négativité, dans le déni, dans la conviction que vous aimeriez bien, mais que cela ne sera pas.

D'où vos manquements, vos souffrances et vos blessures que vous ramener avec vous, vies après vies et incarnations après incarnations.

L'espoir est une manière de vous garder conscient de votre potentiel et pour l'Univers, une manière de vous lier à Lui et de comprendre tout ce que vous pourriez faire si vous n'étiez pas sur ce plan, dans l'apprentissage de vos capacités et de vos manques.

Les manques permettent à votre Âme de se positionner face à la Grandeur de l'Univers et de comprendre les lois de Celui-ci. L'Âme est toujours demandeuse d'apprendre, de comprendre, de découvrir de nouvelles possibilités et vous vous retrouvez toujours pris dans un méandre de vies, de morts, de nouveautés, d'anciennetés et de recherche de la perfection, parce que votre Âme demande à connaître chaque possibilité d'incarnation.

Je ne saurais trop vous encouragez à croire en vous, et par la Foi et l'Espoir vous rappelez que vous êtes Unique et proche du Divin. Vous avez en vous la capacité de recevoir rien qu'en demandant et c'est uniquement votre oubli de cette puissance qui vous fait trébucher et qui vous donne l'impression d'un marasme sans fin.

L'oubli de votre potentiel est souvent voulu par votre Âme, tant que vous n'avez pas appris et compris le fonctionnement de votre Être.

De toute les manières possibles et imaginables, vous avez toutes latitudes de recevoir et vous devez avoir conscience, en lisant ces mots, que je ne vous trompe pas sur votre potentiel énorme, mais que certains ne se sentent pas prêt à retrouver leur pleine potentialité.

Vos Âmes recherchent parfois le manque pour mieux comprendre leur puissance et cela est parfait, car tout est parfait et tout a un but.

Mais ne restez pas dans l'image du manque et augmenter votre Foi, votre Espoir (car ces deux mots s'entremêlent) pour connaître, à nouveau, la prodigalité et le bien-être total que vous vivez à chaque moment de votre vie dans la Grandeur de l'Univers et dans son incroyable Bienveillance.

Le manque est une expérience et c'est ainsi que vous devriez le voir, car dès que l'expérience est acceptée et comprise, alors la leçon est accomplie et vous pouvez passer à la leçon suivante. C'est ainsi que vous apprenez de vos incarnations, petit bout par petit bout.

Certaines Âmes ne veulent plus rester sur ce plan et préfèrent retourner dans d'autres dimensions pour comprendre d'autres expériences et d'autres possibilités de vie. Cela est possible, cela est votre choix et vous aurez toujours la possibilité de décider de la suite des événements, mais souvent l'on vous donne des incarnations difficiles, parce que votre Âme est prête à les vivre, qu'Elle est forte, fière et Sage. Ainsi, elle connaît la nécessité d'avancer dans le processus d'apprentissage, pour un jour, devenir une enseignante et aider les nouvelles Âmes qui se présenteront à elle.

C'est dans cet optique que vous devez vous rappeler que votre mission est de croître, jamais de diminuer et que votre Espoir dans la Vie, dans l'Amour, dans la Richesse, dans la Paix, dans l'Existence du Bonheur et de son contraire, sont les fondements de votre apprentissage et qu'ils seront les passages obligés de tout bon enseignant d'Âme.

Je ne peux que vous encourager à croire en vous et à ne pas prendre l'espoir pour un leurre et une facilité de pensée, qui cacherait la forêt de peines qui vous entoure, car vous n'êtes pas un arbre perdu au milieu des autres, mais bien le seul Arbre qui mérite que l'Univers s'y attarde.

Vous êtes tous unique et de ce constat, l'Univers est fier et digne de vous apportez tout ce dont vous avez besoin.

Votre plus grand cadeau sur cette Terre est de croire en vous et de savoir que vous êtes, pour la majorité, des apprenants de la Vie et des enseignants d'Âmes.

Votre polarité d'apprenant et d'enseignant vous apportera toujours de grandes découvertes et votre Foi sera le pilier inaltérable de toutes ces incarnations, soyez-en fiers et convaincus !

Je souhaite encore vous dire que la Vie, telle que vous la vivez, n'est pas aussi dure qu'elle semble l'être et qu'elle vous offre seulement le chemin que vous avez décidez de prendre, dans la Bienveillance de votre libre-arbitre.

Alors la prochaine fois que vous aurez envie de crier sur l'Univers, de déverser votre colère sur les maux que vous endurez, rappelez-vous que vous êtes des créateurs de tout ce que vous vivez et l'Univers vous entend et met un point d'honneur à vous guider, mais pas si vous n'acceptez pas votre part de responsabilité dans ce que vous vivez...ou plus exactement, la part de responsabilité d'apprentissage que votre Âme a décidé de vous faire vivre pour mieux découvrir les tenants et les aboutissants de ce Monde et de ce plan.

Ne l'oubliez pas et croyez en vous, Chers Amis Céleste, comme l'Univers croit en vous !

Je vous salue.

Archange Uriel »

L'AMITIE par l'Archange Jophiel

« Chers Enfants de l'Univers, Membre de notre Belle Galaxie,

Je suis ravie de m'entretenir avec vous et de vous parler d'un « concept » proche de l'Amour, proche de la complexité des relations et des rapports humains, mais pourtant si complémentaire des autres relations possibles...je veux bien sûre parler de l'Amitié !

Il s'avère que je me suis toujours posée la question du bon déroulement de vos liens d'amitiés et de leur proximité si simple et si belle avec l'Amour et son pendant la Haine, car comme vous le savez, ses sentiments sont liés et peuvent très vite tourner en faveur d'une cause plutôt qu'une autre, au fur et à mesure du temps.

Aussi, il devient important de décrire avec précision ce qu'est l'Amitié et de comprendre que ce sentiment, ce lien entre deux personnes voire plus, n'est pas à mettre entre parenthèse de l'Amour, mais bien dans les liens importants de votre Monde et des autres Galaxies.

Je tiens ici à vous dire que l'Amitié est une approche profonde entre deux personnes, entre deux Âmes qui se reconnaissent et décident de se lier dans une connexion forte, mais n'incluant pas l'idée d'Amour. Jusqu'ici, vous devriez adhérer à ce concept et voir en lui, une part importante de ce que vous pouvez vivre.

Maintenant, je me présente en fauteuse de troubles en vous disant que l'Amitié n'est que le début de l'Amour et qu'il représente un pendant important dans la profondeur des sentiments et des relations à venir.

Vous faites cette distinction en pensant mettre une barrière entre les sentiments amoureux et ceux plus « sympathiques » de l'Amitié, mais c'est pourtant de la même racine, du même lien que les deux émotions se nourrissent.

Les deux Âmes, qui décident de se lier dans un commun accord par l'Amitié ou par l'Amour, font le même travail de réunion intrinsèque. Ces Âmes se « choisissent », ou plus exactement se retrouvent, et décident de porter une attention plus particulière à leur lien.

L'Amitié donne une plus grande attention au lien qu'elle tisse, car elle ne met pas en avant l'Amour comme déclencheur de rapprochement, mais bien la complicité, la connivence et la confiance entre deux personnes. Ce lien mérite tout autant, sinon plus, de force et de sagesse que l'Amour, qui finira (je vous le rappelle) par faire naître chez ses protagonistes, des sentiments d'Amitiés, à plus ou moins longue échéance.

Une bonne relation entre deux personnes ne peut se passer d'Amitié sincère et de cette Amitié peut naître une forme, encore plus profonde, d'Amour par l'imbrication des deux Âmes qui s'unissent dans le partage d'émotions, certes « pieuses » et non ouvertes à la sexualité, mais sur l'accord parfait de deux cœurs en état de grâce et de parfaite compréhension.

Ainsi, je porte un attachement particulier à ceux qui sont Amis, qui se donnent la possibilité de parcourir leur incarnation main dans la main et avec la force de leur Amitié comme seul « roue de secours », comme aide, comme soutien, comme joie, comme bonheur, comme compréhension mutuelle.

C'est encore cette même Amitié qui doit prédominer dans un couple amoureux, car elle permet de partager avec l'autre une complicité, non seulement charnelle, mais également spirituelle et mentale forte.

De nombreuses personnes se rencontrent et tombent amoureuses dans l'élan du cœur et dans la passion qui les mènent par le bout du nez. Pourtant, il est intéressant de mettre en avant la force de l'Amitié entre conjoint, comme solidification normal des liens amoureux et comme capacité de retrouver en l'autre, le complément essentiel au bon déroulement de la relation.

Un couple qui ne vit que dans la passion amoureuse sera vite voué à l'échec et trouvera difficilement une raison valable à cet échec, tant la passion les aura consumés.

A contrario, un couple complice dans l'Amour et dans l'Amitié verra son potentiel de stabilité grandir et faire de cette relation, un pilier important dans les bons comme dans les mauvais moments.

Les deux Âmes qui décident de s'unir peuvent le faire dans la fougue des liens karmiques, pour retrouver une relation perdue pas encore terminée et qui nécessite un ajustement dans la présente incarnation, mais une relation d'Âmes à Âmes, dans une famille d'Âmes identique, dans un noyau de connexion identique se trouvera très bien dans la réalisation d'une Amitié, qui tendra de plus en plus vers l'Amour et qui se terminera dans la réalisation d'un lien fort et unique entre deux Âmes désireuses de s'unir pour accroître la Beauté de ce Monde et lui insuffler leur Amour comme preuve de la Grandeur de l'Univers.

C'est vers ce genre de relation que l'humanité doit tendre et comprendre les rouages importants de l'union d'Âme à Âme.

Ainsi, il n'est pas vain de vouloir mettre un point final à une relation karmique en souffrance et de clore un chapitre de plusieurs vies, mais il est plus salutaire et nécessaire à la qualité de vie et à la grandeur de chacun de tendre vers une harmonie des liens, en cherchant la réunion des semblables et des Amitiés s'ouvrant à l'Amour mutuel.

De ce constat, il est nécessaire de rappeler que tout sentiment, quel qu'il soit, est important dans votre Monde et qu'il doit être chéri avec la même volonté et le même entrain, que l'instant présent, la beauté de la Lune, la douceur du vent et les couleurs de la Nature.

Je suis convaincue que vous prenez à cœur vos liens et que vous essayez, tant bien que mal, de donner un sens profond à ceux-ci ; je vous en félicite grandement !

Pourtant, je reste sur ma faim devant la complexité évidente de la trame que vous cherchez à y mettre, tant vos liens se distendent et se perdent avec le temps.

Un Amour sincère se doit d'être protégé et dans son pendant amical, les liens doivent être gardés. Pourquoi est-ce si difficile pour vous ? Pourquoi y-a-t-il toujours une raison finale qui vous empêche de rester auprès de ceux que vous aimiez jadis ?

Ces questions méritent le détour, même si vous connaissez les réponses et que je peux déjà vous dire que personnes n'est épargné par les erreur de rencontres et de vies à vies.

Néanmoins, je tiens à donner ma version céleste et vous rappeler combien il est difficile d'apprécier une personne à sa juste valeur, lorsqu'on ne s'apprécie pas soi-même et que l'on cherche une excuse à tous ses maux, dans l'incapacité de l'autre à vous offrir le meilleur.

Votre vision de vous-même, votre estime personnelle et le regard que vous portez sur la Vie sont les points importants de la continuité, ou non, de vos relations.

Si, comme je vous l'ai expliqué, les liens karmiques peuvent influer grandement sur la qualité d'une relation et parfois, y mettre un terme pour clore un chapitre, l'estime de soi donne un sens profond à qui est l'autre et comment il est aimé dans la relation et à l'extérieur.

Une Amitié, comme une Amour, se nourrit de l'image que l'autre vous renvoie et qu'il propage dans votre esprit. Si l'image vous convient et « redore votre blason » alors la relation peut continuer, mais s'il vous porte préjudice, l'obscurité se fera de plus en plus présente et l'image de vous, de moins en moins intéressante.

C'est donc dans le regard de l'autre que se construit votre estime personnelle et ce n'est que par ce biais, que vos relations se font et se défont.

A contrario, une relation entre deux personnes équilibrées, sûres de leur potentiel et bien dans leur estime sera plus ouverte aux échecs, aux défauts de l'autre et à la compréhension mutuelle de la différence. L'autre ne se vivra plus comme le faire-valoir de l'autre, mais comme son complément naturel. Il sera le nécessaire élément à la construction du bonheur et non plus, son commutateur « on-off ».

Comprenez-moi bien ! je ne recherche pas à vous dire que vos relations sont vouées à l'échec si votre estime de vous chancelle, mais bien que le problème majeur de votre Monde provient du regard que vous vous portez et qui met dans l'embarras vos relations et leur implication profonde.

Je vous encourage donc à regarder l'autre avec plus de compréhension et de comprendre que « l'effet miroir » comme vous l'appelez, n'est qu'un leurre. Vous n'êtes pas l'autre et l'autre n'est pas vous, seuls les Âmes jumelles, sœurs et flammes sont disposées à vivre cet état de fusion, mais pour les autres, l'autre est le complément de votre Être et vos deux Âmes se lient pour connaître également la plénitude, mais à travers les différences et les complémentarités de chacun.

Donc, il est vain de vouloir faire de l'autre le responsable de ses blessures, le « doudou » sécurisant de ses nuits et le faire -valoir d'une estime chancelante.

Votre plus grande force est de vous unir pour mettre en avant vos défauts et vos qualités, ainsi vous retrouvez en l'autre, la joie du partage et la compréhension de qui vous êtes, dans la plénitude du couple et de son cocon...point !

C'est aussi simple que cela et si j'ai transgressé un tant soit peu le thème de l'Amitié, pour parler librement des sentiments, c'est que je vois tellement de personnes se perdre et oublier pourquoi ils sont ensemble (et cela que ce soit dans l'Amitié ou l'Amour) que je suis déçue de ce gâchis, tant la réunion de deux personnes peut être Belle et porteuse d'un message fort pour l'Univers.

L'Amour comme l'Amitié est un don du Ciel et préfigure le chemin vers l'Amour véritable, l'Amour de l'Univers dans son état le plus Grand et le plus difficilement explicable en des termes humains.

Apprenez de vos erreurs passées et recherchez toujours le Meilleur pour vous, mais ne vous liez pas de manière inconsciente, sans comprendre qui vous êtes et ce que l'autre vous apporte réellement.

Soyez au clair avec votre personne, votre Âme, votre vision de cette incarnation pour donner également le Meilleur à la personne que vous choisissez et pas seulement « les miettes de votre petit-déjeuner ».

La raison ne doit pas primer sur l'Amitié ou l'Amour et le Cœur doit toujours être votre seul guide ; rappelez-vous juste que vous ne serez bien avec une personne, que lorsque vous serez bien avec vous-mêmes.

Je terminerai donc ce constat de sentiments et de relations, en vous rappelant que l'Amitié est la base de toute relation et qu'elle donne toutes ses lettres de noblesse à l'Amour, comme symbole de durabilité et de compréhension mutuelle.

Vous êtes nés pour être aimés et vous êtes sur cette Terre, dans cette incarnation pour en expérimenter les causes et les effets, alors vivez cet état dans la compréhension et soyez assurez du soutien inaltérable de l'Univers dans votre recherche du Bonheur à deux ou seul.

Le temps fera le reste, au fur et à mesure de vos incarnations...

Je vous encourage à aller vers la Lumière et à croire en l'Amour avant tout...toujours !

Ainsi, je prends congé et je vous remercie de m'avoir accordé votre confiance dans ce texte long, mais savoureux...du moins je l'espère ! (Elle rit !)

Amicalement.

Archange Jophiel »

LES LIENS D'ÂMES par l'Archange Métatron

« Chers Amis,

Je suis très heureux de vous retrouver pour parler des liens d'Âmes, car c'est un sujet vaste et complexe, qui mérite votre attention et votre concentration.

Vous êtes tous des Âmes, indépendamment de votre corps physique, de la couleur de vos yeux, de la couleur de votre peau ou de la couleur de vos cheveux, vous êtes des Âmes avec tout un potentiel, une force, une distinction, une expérience différente et de cette manière, vous traversez vos incarnations en apprenant de vos rencontres, de vos actions, de vos peines et de vos bonheurs.

Ce point est important à comprendre ; il sous-tend tous les autres préceptes que je vais vous expliquer.

Il s'agit pour vous de bien vous rendre compte que vous ne devez pas juger une personne par son apparence, sa couleur ou encore par sa richesse, mais bien par l'Âme qui l'habite et qui est sa boussole, son centre de vie le plus important.

Sans cette Âme, vous ne seriez tout simplement pas là ! Vous n'auriez pas eu l'envie de venir ici-bas et vous n'y auriez tout simplement pas pensé, car le chemin que votre Âme a décidé de suivre, n'est pas toujours de tout repos et il rebuterait les plus hardis.

Soyez juste convaincu que votre chemin est le bon et qu'aussi difficile que vous semble la bataille, elle est la preuve vivante de votre capacité à la gagner, à la vivre et à honorer l'Univers de vous avoir fait confiance en acceptant de vous laisser dans cette incarnation.

Car oui ! l'Univers a malgré tout peur pour vous...pas qu'il vous arrive quelque chose de grave...cela n'aurait aucun sens, mais bien peur que vous baissiez les bras, que vous ne voyez plus en vous la Lumière Grande et Sublime que l'Univers sait que vous portez et qui vous guide, instant après instant.

L'Univers veut que vous soyez heureux...toujours ! Il cherche à vous offrir le Meilleur et Il sait que vous décidez par vous-même de votre chemin. Pourtant, il arrive que vous vous trompiez, que vous trébuchiez, non par bêtise ou par paresse, mais bien par envie d'en découvrir encore plus et de vous « frotter » aux peines, aux doutes, aux souffrances que votre Âme a envie de découvrir pour mieux en apprendre sur elle-même.

C'est dans cette esprit de Protection que l'Univers Nous a permis de venir vous aider et de rester à vos côtés...non seulement Nous, Archanges Divins, mais également toutes les autres divinités et Anges Célestes.

Votre puissance est infinie et l'Univers sait combien vous êtes Grand. Il le sait tellement qu'il n'ira jamais à l'encontre de vos souhaits et de vos désirs. Il ne peut qu'apporter son soutien à votre Âme par la Force de son Amour et par la présence d'Aides multiples et variées.

C'est là que nous arrivons au point central de ce thème : les Âmes et leurs liens !

Si l'Univers fait descendre des protecteurs ailés pour vous aider, des Maîtres Ascensionnés pour vous guider ou encore des Déités pour vous secourir, Il vous offre également la présence « tangible » d'Âmes plus évoluées et proche de vous, capable de devenir un phare dans votre nuit et un appui inaltérable dans votre périple solitaire.

De cette évidente collaboration nait les liens d'Âmes, qui permettent à des Âmes, se connaissant depuis toujours, s'étant suivies d'incarnations en incarnations, de se lier et de s'offrir un appui salutaire dans les moments plus difficiles.

Maintenant que vous comprenez que les Âmes ont le même « travail » les unes vis-à-vis des autres, dans l'entraide et dans le soutien, je vais m'attarder sur les différences entre liens pour que vous compreniez bien la différence notable entre chacun.

Les Âmes sœurs et Âmes sœurs primordiales représentent le lien le plus fort et la capacité la plus grande à s'entraider, car elles ont décidé dès le départ, avant leurs incarnations respectives, de se retrouver et de s'aider à évoluer pour mener à bien leur mission.

Certains d'entre vous verront dans ces termes « d'Âmes sœurs », une vision romanesque trop souvent galvaudé et je tiens à rectifier le tir, en vous disant que deux Âmes sœurs sont appelés à s'unir pour le bien-être et la grandeur de l'Univers, que l'Amour entre ces deux Âmes sera le prolongement évident de l'Amour de l'Univers sur Terre et qu'il est toujours intéressant de vivre cette relation pour deux Âmes aussi proches, mais (et il y a un mais !) parfois cela n'est pas possible dans l'incarnation présente.

L'une des deux Âmes peut ne pas être prête à vivre une rencontre amoureuse, car elle cherche une autre mission de vie que la poursuite de sa relation d'Âmes à Âmes. Elle sera certes là pour vous aider, mais ne fera pas plus et vous devrez accepter son choix et le libre-arbitre qu'elle mettra en avant.

Parfois encore, le lien se créera, mais l'une des deux devra remontrer plus vite que l'autre, car elle devra finir autre chose dans une autre incarnation, avant de retrouver son Âme sœur.

Et pour finir, les deux Âmes pourront se repousser par peur et par crainte de la force de l'Amour qui se dégage de cette union.

Je vous rassure, tout est toujours parfait et rien ne se vit sans raison. Il n'est donc pas nécessaire de pester et d'en vouloir à l'autre si les liens qui vous unissent ne sont pas prêt à éclore dans cette vie.

Sachez également que le temps peut changer la donne et qu'en offrant de l'Amitié à l'autre et de la compréhension, un jour votre Âme sœur sera prête à vous retrouver, pour faire rayonner votre Amour surhumain (et c'est bien le mot qui le définit le mieux !!).

Les Âmes sœurs ne viennent pas de la même flamme primordiale…de la même naissance, mais du même groupe d'Âmes qui se connaissent par cœur et on grandit ensemble.

De cette manière, ces deux protagonistes vivent dans la symbiose la plus totale et se reconnaissent automatiquement dès qu'ils s'approchent l'un de l'autre.

Pour expliquer de manière « humaine » ce concept, je vous dirais que les Âmes sœurs primordiales peuvent être considérées comme des vrais jumeaux, issu d'un même œuf, alors que les Âmes sœurs sont de faux jumeaux, nés d'une même mère au même moment.

Ainsi, les Âmes sœurs primordiales feront les mêmes activités, s'habilleront pareils, seront toujours sur la même longueur d'ondes, alors que les Âmes sœurs auront leur propre idée, leur propre activité et leur propre goût. Ce qui rassemble ces deux « classes » d'Âmes sont leur communion spirituelle, émotionnelle, mentale et physique. Qu'elles se ressemblent en tout point ou non, elles sont liées et se reconnaissent immédiatement.

La vibration qui émane des Âmes sœurs est très forte et les appelle à n'importe quel lieu de distance qu'elle soit. Leurs vies s'entrecroisent et souvent elles ont vécu des événements similaires, connaissent des idées très proches et vivent dans un état de compréhension mutuelle.

En revanche, elles n'auront pas toujours (comme je viens de vous l'expliquer) choisi la même mission de vie et ne seront pas toujours dans la même optique de vie. De ce constat, je vous rappelle le but de votre rencontre : vous aider mutuellement et vous lier dans l'Amour et l'Amitié pour faire grandir la Beauté de l'Univers, en lui apportant la sécurité que vous n'êtes pas seuls.

Maintenant, je peux vous parler des Flammes jumelles qui correspondent à des énergies nées en même temps, avant même d'avoir revêtu un manteau de Lumière et d'être devenues des Âmes à part entière.

Les Flammes jumelles sont l'interaction pure de la Lumière Divine et de la globalité du Cosmos, relié dans une énergie d'Amour. Elles ont besoin l'une de l'autre pour grandir et apprendre ; elles ne sont donc pas capables de vivre leur incarnation l'unes sans l'autres et doivent découvrir leur potentiel d'unité, dans un lien commun.

Celles-ci sont capables de vivre des Vies de manière solitaire, mais un manque sera toujours présent et il leur faudra beaucoup d'incarnations respectives pour apprendre à vivre indépendamment l'une de l'autre. Cela est leur mission, leur challenge, autant que l'aspect le plus difficile de leurs vies.

L'apprentissage de l'unité, non dans la fusion avec l'autre, mais dans la fusion avec elle-même, est le passage obligé pour les Flammes et elles passeront tour à tour de la fusion dans une incarnation, à la solitude dans une autre.

Les Flammes jumelles vivent leur lien, dans la puissance de l'Univers, et le ressent immédiatement lorsqu'elles se retrouvent.

Imaginez un instant le sentiment grisant de retrouver la Source par l'intermédiaire d'une Âme énergétiquement pareille...comment ne pas succomber à ce Bonheur, à cette Joie de se retrouver pour parler de chez soi, de sa famille, de ses valeurs, de ses sentiments semblables ?

C'est parce que les Flammes jumelles se rappellent la Source en se retrouvant, qu'il est difficile pour elles de ne pas s'unir et de vivre dans la plénitude de l'Univers et de son Amour inconditionnel.

Vous comprendrez pourquoi deux Flammes ne peuvent se passer l'une de l'autre et combien il est naturel pour elles de se rencontrer, de se lier et de faire perdurer leur connexion à l'infini.

Il s'agit simplement d'une évidence qui ne souffre aucune discussion et qui ne peut pas aller à l'encontre des lois universelles ; les Flammes jumelles SONT UNE !!

Les Flammes sont moins nombreuses sur Terre que les Âmes sœurs et s'il est facile de les confondre, je vous rappelle qu'une flamme se liera de toute manière à son double énergétique, alors qu'une Âme sœur ou Âme sœur primordiale pourra décider de ne pas aller au-delà d'une certaine forme d'union, selon ce qu'elle aura envie d'expérimenter, après avoir accomplie sa mission envers l'autre Âme.

Pour bien finir ce thème, je vous propose de parler des liens karmiques, car ils ne sont en rien comparables avec les liens définis plus haut.

Un lien karmique, comme son nom l'indique, provient du karma et donc des différentes incarnations que vous avez pu vivre. Des liens forts, images du souvenir, des relations passées non achevées, des bonheurs vécus à deux ou des trahisons difficiles à avaler proviennent de ces liens et ne sont pas définis pour perdurer dans le temps, mais plus pour être « réguler », afin de permettre à chaque Âme de se « dédouaner » de la souffrance ou simplement de l'expérience vécu à deux.

Que cela soit en bien ou en mal, une relation karmique ne devrait pas se perpétuer sur une longue période, car il est sain pour une Âme de vivre d'autres expériences sans se lier dans les souvenirs du passé.

Il est donc important de considérer les relations karmiques, comme des possibilités d'évoluer et de grandir (encore et toujours), mais pas de s'appesantir et de vivre dans un souvenir obsolète.

Les liens que vous avez tissés avec des Âmes « différentes » de vous, vous ont permis d'en apprendre plus sur vous et donc de devenir plus « habile » dans vos interactions et dans votre conception du Monde, mais elles ne doivent pas apparaître comme un but en soi et dès que le lien se rompt, il devrait retourner dans le néant, pour permettre à d'autres rencontres de se faire et de grandir.

Ainsi, il est normal de ne pas rester éternellement avec quelqu'un qui ne vous correspond plus et que vous ne comprenez plus, mais à contrario, il vous aura offert une part importante de son Être et de sa conception du monde par la Famille d'Âmes qu'il représente et pour cela, vous devriez toujours lui en être reconnaissant.

Je vous encourage à garder des liens sains avec toutes les familles d'Âmes qui cohabitent avec la vôtre, car c'est toujours important pour la suite de vos incarnations de ne pas traîner des « boulets » et des relations basés sur la haine et le dépit.

Il va sans dire que ce n'est pas toujours évident et que les possibilités de disputes sont nombreuses, mais rappelez-vous que vous n'emporterez rien avec vous, sinon les expériences de votre Âme et que c'est ce trésor qui mérite le plus votre attention, car il est la porte d'entrée vers des expériences toujours plus belles les unes que les autres. A vous d'en prendre soin !

Pour parler des Familles d'Âmes, je vous rappelle, de manière succincte, que chaque Âme appartient à un groupe. Ce groupe l'a vu grandir et lui a permis de se positionner dans les bras chauds de la Source.

Plusieurs catégories découlent de ces groupes et certains ne sont pas encore à l'ordre du jour, mais viendront grossirent les rangs de cette gigantesque Famille Universelle.

Certains auront tout naturellement besoin d'aider, d'autres de s'ancrer dans la matière, d'autres encore de communiquer, d'autres de s'unir ou de connaître la plénitude spirituelle.

Chaque famille connaît ses origines et fait descendre sur tous les plans, y compris Gaïa, des Âmes capables de donner une impulsion importante à la Planète qu'elles visitent.

L'idée même de donner un sens à son incarnation pour servir l'Univers est un but important qui se mélange et qu'il ne faut pas nier.

Vous êtes les Enfants de l'Univers, en visite sur Gaïa, et vous avez comme devoir d'évoluer personnellement, tout en faisant évoluer la Cause Céleste de l'Univers, par la Famille qui vous porte et qui vous a donné vos Dons et vos capacités personnelles.

Je tiens à vous le préciser et à vous le rappeler, car tout est lié...NOUS SOMMES TOUS UN !! Indivisible et entier, dans toutes les interactions, émotions, batailles, challenges ou unions qui nous portent...Archanges, Anges, Maîtres Ascensionnés, Déités, Entités, Flammes, Âmes y compris...dans l'Univers vaste et Grand de la Source Bienveillante.

Je vous Aime Tous, Chers Amis, et je me réjouis que votre plein potentiel voit le jour !

Amitiés Célestes.

Archange Métatron »

PASSAGE D'ÂMES par l'Archange Sandalphon

« Bonjour à vous, Chers Enfants de Gaïa,

Je suis heureux de vous retrouver et je me réjouis de vous expliquer un concept qui semble bien compliqué pour certains et qui pourtant est d'une évidente simplicité.

Je m'explique !

Qu'est-ce que le passage d'Âmes ?

Pour la plupart d'entre vous, la mort est d'une évidence simple et logique. Vous vivez un certain laps de temps et vous mourrez pour renaître ailleurs, dans un « Paradis » fantasmé et idéalisé.

Jusque-là, vous serez d'accord avec moi...rien de nouveau sous le soleil, même pas les coups de soleil eux-mêmes.

Maintenant, vous connaissez tous la notion de libre-arbitre et la capacité qui vous est demandé de choisir votre vie et les grands passages de votre existence avant votre incarnation, comme un passage obligé pour évoluer et apprendre une nouvelle leçon à chaque fois.

Entre ces grands passages, vous vivez dans votre libre-arbitre, décidant de ce que vous voulez ou ne voulez pas. Vous choisissez d'aimer, de rester seul, de vivre en autarcie ou de créer une grande famille, d'être architecte ou homme d'affaire, d'être drôle ou pas...bref, vous êtes libres de décider du contenu de votre vie, indépendamment des points clefs de votre existence qu'il faudra passer pour gagner un nouveau pallier dans votre vie.

Je peux comparer cela à vos jeux vidéo actuels...un nouveau niveau après chaque réussite du précédent...

Là aussi, vous pouvez encore me suivre et comprendre l'implication forte que votre Âme vous demande de jouer, pour améliorer son confort de vie et son potentiel d'apprentissage.

Maintenant, je corse un peu les choses et je vais « démonter » un concept évident, mais absurde.

Si vous avez le libre-arbitre dans votre vie et que vous choisissez, en tout état de cause, votre vision du monde et son cours normal, pourquoi ne serait-ce pas la même chose pour votre mort ? Pourquoi n'auriez-vous pas le même droit de décider de ne pas suivre vos Guides, de ne pas aller au-delà de votre monde de connaissance, de vos amitiés liées au fil du temps, de votre famille, de vos peurs, de vos doutes...tout simplement de votre Vie actuelle ?

C'est là que vous allez me perdre en route et qu'il me faudra prendre garde de ne pas vous lâcher, dans ces explications importantes et porteuses de sens.

Parlons de la mort, ou plutôt de la Renaissance, car le mot de « mort » ne signifie rien pour moi, ni pour l'Univers, car la mort n'existe pas. Rien ne meurt, tout est toujours remis au goût du jour et les Âmes qui reviennent vers la Source ne sont pas mortes, elles continuent d'Être.

Ainsi, ce terme que vous employez provient de votre peine à accepter que l'Être, qui a accompagné l'Âme durant son incarnation, a disparu de votre champ de vision et ne réapparaîtra pas, qu'il faudra composer sans sa présence physique et « tangible », mais sa présence est toujours là. Il a uniquement changé de plan, de dimension, mais il est avec vous, dans la même commune mesure que par le passé et si vous acceptiez de prendre en considération votre capacité à voyager dans l'astral et de vivre dans d'autres dimensions, vous ne seriez jamais séparé de vos disparus, car la séparation n'existe pas.

Pourtant, votre incarnation sur cette Terre se vit actuellement dans une matérialité qu'il vous faudra dépasser, un jour ou l'autre, pour avancer sur le chemin de l'amélioration et du savoir cosmique.

Cela étant dit, les Âmes ont le choix de rester ou non sur Gaïa pour continuer à partager la vie de ceux qui leur sont proches et de la réalité terrestre qui les a portées jusqu'à maintenant.

Maintenant, le sujet se corse encore un peu plus, car il devient important de vous faire part de la solitude que vit l'Âme en se « désolidarisant » de La Lumière et de son retour vers la Source.

Une Âme, qui décide de rester parmi les « vivants de Gaïa » (je préfère le terme « incarnés »), se sentira profondément démunie et seule. La dimension, dans laquelle elle se trouve, est vide, sans couleur, froide, oppressante, car loin de la Lumière Divine, et l'Âme ne se rend pas de suite compte qu'elle va être bloquée sur ce plan inhospitalier. Elle attend une parole de réconfort de ses proches, mais ils ne l'entendent plus. Elle attend un retour de la Lumière, mais elle ne vient plus. Elle attend une main secourable, mais elle ne vient pas.

L'Âme erre sans fin, parfois en se trouvant une habitude à réaliser du temps de son vécu, ou en regardant les incarnés se débattre dans leur vie. Elle ne peut rien faire et elle ne peut rien attendre de ce plan, qui ne fait que passer en boucle le néant, le froid et la peur.

Ce plan pourrait se comparer à un petit « enfer », comme vous vous y référez. Ce plan est certes inhospitalier et les Âmes s'y sentent perdues, mais pourquoi ont-elles décidées de s'y embusquer ? Elles auraient dû monter, suivre la Lumière et retrouver sa Famille d'Âmes, ses Amis d'antan ou ses Amours passés.

Voilà toute la tristesse de ce thème ! Ces Âmes ont peur ; elles ont tellement peur de la « mort », parce qu'elles ont pu faire du mal du temps de leur incarnation ou qu'elles ont peur des morts eux-mêmes, peur du néant (parce qu'elles ne croient en rien), peur de souffrir, peur de « l'enfer », peur de tout et de rien en somme.

La peur est le contraire de l'Amour. L'Univers se vit et se nourrit de l'Amour ; un Amour si Grand, si Vaste que je ne peux même pas vous le décrire. Maintenant, si vous vous laissez guider par la peur, c'est elle qui vous dirigera vers des plans moins accueillants et qui vous fera tomber dans des dimensions inférieures, car elles existent, mais ne sont pas l'enfer que vous redoutez.

L'enfer n'est pas un endroit rempli de flammes, avec des diables ailés, fourchus et malveillants. Votre enfer n'est rien d'autre que votre peur et la noirceur qu'elle dépose sur votre cœur et dans votre Âme.

Votre peur devient votre enfer et les Âmes qui ont peur de l'Amour de la Lumière Divine, plongent dans l'enfer du néant (je schématise un peu !).

Alors pourquoi les Anges, les Archanges, les Déités, les Maîtres Ascensionnés, l'Univers même ne va pas chercher ses Âmes meurtries, terrassées par la peur et recluses sur elles-mêmes ?

Par leur choix, leur libre-arbitre, leur décision !

Une fois que la Lumière se referme, que le tunnel s'éloigne, que l'Âme ne le suit pas et décide de rester ici-bas, il n'y a plus de retour possible. Vous êtes pris dans le choix, qui est le vôtre, de rester sur un autre plan et de l'expérimenter pour en apprendre plus sur votre Âme et son fonctionnement.

Cela peut paraître barbare, mais aucunes Âmes n'est jamais obligées de quoique ce soit et Nous lui laissons la capacité de décider de son sort et de l'expérience à vivre, pour grandir (toujours et encore !).

A présent que cela est dit, l'Univers, qui aime tous ses enfants et qui veut votre Bonheur, ne laisse pas ces Âmes dans la peine et Il a décidé de leur venir en aide en amenant sur Gaïa, des porteurs de Lumière ou plus exactement des passeurs.

Ces porteurs de Lumière sont visibles par les Âmes. Dans leur plan vide, froid et sans couleurs, les porteurs resplendissent et les Âmes sont automatiquement attirées vers eux.

Ces « Âmes solaires » sont « mandatées » par l'Univers pour venir en aide aux Âmes, si après un laps de temps certains, elles décident de remonter.

A partir du moment où elles décident qu'elles n'ont plus peur de la Lumière et qu'elles veulent remonter, alors Nous mettons sur leur chemin des porteurs de Lumière.

Certains s'offusqueront et ne comprendront pas pourquoi, L'Univers ne le fait pas lui-même. Pourquoi ne va-t-il pas chercher ces Âmes perdues ? Et comme je vous l'ai dit et je vous le répète, parce que l'Univers respect la Grandeur de l'Âme et son choix, même s'il est dure. L'Univers va toujours dans le sens des désirs de l'Âme, jamais à son encontre. Il n'intervient que très rarement et en particulier, dans les moments clefs d'une évolution planétaire ou d'un changement de paradigme.

Ainsi, Il a mis sur le chemin de ces Âmes errantes, des porteurs de Lumière Divine, qui ont comme mission d'aider ces Âmes et de leur rappeler, non seulement, la Beauté de la Lumière, mais la possibilité d'y monter et de retourner à la Source, après leur « pérégrination » sur un autre plan.

Certaines Âmes croisent des porteurs et malgré tout ne veulent pas remonter. Néanmoins, ces Âmes perturbent le bon déroulement de la vie des incarnés. Dans un cas de figure de ce type, Nous intervenons, par l'entremise des porteurs pour propulser l'Âme sur un autre plan (guère moins hospitalier que le précédent), mais inoffensif pour les incarnés.

C'est notre seul travail et vous devez comprendre que Nous n'avons pas le droit de décider pour une Âme ; nous remettons à l'ordre ceux qui doivent l'être, mais nous ne décidons pas de qui va monter ou non.

Les porteurs aident, par leur Bienveillance et leur Compréhension humaine, d'anciens humains et de ce fait, permettent un lien d'Âmes à Âmes.

Ainsi, le cercle de la Vie et de la Renaissance est bouclé !

Je ne peux que vous encourager, Amis porteurs, à continuer votre travail et à aider le plus grand nombre d'Âmes qui le réclament, car elles sont en souffrance et doivent comprendre que leur incarnation est certes finie, mais pas le cheminement d'Âme qui est le leur.

Soyez remerciés de votre Aide Bienveillante et par ces quelques mots, je prends congé de vous.

J'espère avoir permis une meilleure compréhension de la « mort » humaine et de sa Renaissance karmique.

Je vous embrasse.

Archange Sandalphon. »

LE TRAVAIL par l'Archange Michaël

« Chers Amis,

C'est une joie sans cesse renouvelée pour moi, que de vous parler et de vous donner mon humble vision, d'un point de vue céleste et bienveillant, de votre vie et des étapes qui l'entourent.

Le travail ?! Voilà un sujet qui ne manque pas de piquant et que j'avais envie de traiter pour bien mettre en avant son intérêt et ce que vous en avez fait.

Il s'avère que le travail, dans sa notion de base, a toujours eu pour but de donner un sens à votre vie, tout en vous permettant de vous confronter aux autres et en vous donnant matière à réflexion, au fur et à mesure des jours.

Normalement, cette idée devait permettre de donner un sens intéressant à votre existence, en développant en vous vos dons, vos idées, vos pensées et vos talents cachés.

Jusque-là, je dois dire que le deal était plutôt intéressant. Vous aviez du temps pour faire ce que vous aimiez, vous gagniez de l'argent ou des biens pour vivre et faire vivre les vôtres et vous pouviez trouver un sens à votre vie, à travers les actions que vous posiez dans votre labeur.

Ainsi, un cultivateur donnait son temps et sa force pour construire une ferme, pour l'entretenir et faire de son exploitation, le produit de base de sa nourriture et de sa vie en générale.

A cette époque, la majorité des peuples de Gaïa vivait de l'agriculture et ils avaient conçu un rythme de travail propice aux lois des saisons, des heures de la journée et des jours de l'année.

A travers leur travail, les hommes et les femmes trouvaient un sens à leur vie (subvenir à leur famille) et les enfants, un modèle à reproduire pour plus tard, devenir à leur tour des hommes et des femmes de biens.

Chacun vivait dans le respect des traditions, des idées et du temps qui passe.

Fort heureusement, les humains ont décidé de s'émanciper et de travailler différemment, en défendant d'autres valeurs, d'autres traditions et d'autres idées, mais ils ont, par la même occasion, mis un point d'honneur à dérégler le rythme normal de la vie, à faire endosser aux hommes, aux femmes et même aux enfants, un stress inapproprié et porteur de maladies, ainsi que de souffrance psychiques et émotionnels.

C'est là où je dis : STOP !

Il y a un sens derrière chaque travail que vous posez, derrière chaque acte que vous mettez en avant, dans votre activité et dans les relations qu'elle suppose, mais ce sens se perd de plus en plus et je me demande souvent, en vous voyant vous débattre dans une course perpétuelle contre la montre, où se trouve la sécurité, la bienveillance et l'attrait que pouvait avoir un travail plutôt qu'un autre, dans des temps reculés.

Aujourd'hui, il vous est demandé de penser, non en termes de bénéfice, de succès financier ou d'obligation familiale, mais de plaisir à la tâche, au développement de vos dons, de vos talents, au Bonheur de vous lever chaque matin et de faire ce pour quoi votre Âme a décidé de s'incarner.

La notion de Joie, de Plénitude dans votre travail devient de plus en plus aléatoire et n'est plus synonyme de succès, mais de difficulté, d'argent difficile à gagner, de prises de risques et de lendemain qui déchantent.

Je suis souvent scandalisé par votre façon de concevoir l'Être humain que vous êtes (et je m'excuse d'avance si je vous semble vindicatif et déçu).

Sur aucunes autres planètes, je n'ai pu observer autant d'incompréhension, de recherche du pouvoir, de l'argent et de profit, dans la seule optique de grandir la richesse de certains au détriment des autres.

A quel moment trouvez-vous juste de ne pas faire ce que vous aimez ? De devoir vous conformer à des codes, des idéaux seulement pour marcher avec le troupeau et donner une raison suffisante à la majorité de penser que c'est le seul état qui prédomine ?

Je me fais un peu « l'avocat du diable » et je m'en excuse, mais je dois vous dire que votre évolution commence à prendre un nouveau tournant et il est nécessaire de vous réveiller, de réaliser que vous ne pourrez pas éternellement oppresser votre Âme et lui dicter ses choix, par l'entremise d'une poignée de personnes bien pensantes.

Votre Grandeur ne souffre aucune discussion et aucun compromis ; vous êtes venus ici pour apprendre, pour grandir et pour devenir la Meilleure version de vous-même. Cela passe par le choix de votre travail, de votre Vie, de vos sentiments, de votre libre-arbitre et de la joie que vous en tirez.

L'oppression, dont vous acceptez le joug, ne vous fait pas honneur et il est nécessaire de vous poser les bonnes questions.

Dès le départ, les enfants doivent pouvoir apprendre de leur talent et de leurs échecs ; ils doivent pouvoir grandir en se découvrant et en se donnant la possibilité d'aimer ce qu'ils sont. L'école actuelle ne permet pas d'apporter une ouverture, car elle cherche à façonner et à modeler des générations entières, pour éviter un chamboulement soudain des valeurs « rassurantes », que portent une minorité aux nues et une majorité à terre.

Je ne suis pas l'Archange le plus doué en matière d'éducation, car j'aime mettre en avant les conseils pratiques et les idées novatrices…tout ce que visiblement votre Monde ne tolère pas ! Suis-je donc un mauvais enseignant pour autant ? Devrais-je éviter de donner mon avis ?

NON ! Je pense qu'il vous faudra faire encore des efforts et mettre vos nouvelles générations dans de bonnes dispositions pour que leur futur (mais également le vôtre !) soit porteur de force, de bien-être, de sincérité, d'apaisement et surtout d'égalité.

A présent que je vous ai donné mon avis, je tiens à vous rappeler que vous n'êtes pas des fourmis (et encore, si vous regardiez des fourmis travailler, vous pourriez apprécier le bon sens dont elles font preuves). Vous êtes des Êtres d'une Beauté incroyable, d'une Grandeur sans pareille et d'une Ouverture au Monde gigantesque. Alors, il est temps de reprendre votre Vie en main.

Prenez déjà le temps de vivre, d'abandonner les horaires fous et les quotas démesurés ; commencez par réfléchir à votre travail, non plus comme un labeur éreintant, mais comme une occupation passionnante et enrichissante, faite selon vos talents, vos dons et votre rythme.

Soyez également conscient de l'intérêt de chaque métier, sans en sous-estimer un seul ou en surévaluer d'autres.

Soyez généreux dans vos interactions avec les autres et dans votre compréhension mutuelle. Plus de jalousies ou d'apitoiements, juste des heures d'occupations formatrices et ouvertes sur le Monde.

Voilà ce vers quoi, je vous encourage à tendre, car nul n'est jamais mort de ne rien faire, mais certains sont morts d'en avoir trop fait.

Votre existence doit vous appartenir et vous offrir les qualités évidentes à un apprentissage haut de gamme pour votre évolution d'Âme. Il est donc nécessaire de faire des changements et de montrer à la Terre entière, vos capacités et les talents importants qui sont les vôtres.

Que vous soyez habiles de vos mains ou de vos neurones, votre potentiel ne doit pas être utilisé à mauvais escient et doit vous profiter comme il profite au plus grand nombre.

Je vous encourage à croire en vous et à oser sortir des sentiers battus. Je vous encourage également à revoir les bases de l'enseignement et de donner une plus grande part à la découverte de soi et de ses talents.

Un enfant a certes besoin de bases pour vivre dans le monde qu'il découvre, mais il n'ira pas là où il doit sans la compréhension de qui il est.

Pensez que de plus en plus d'enfants ne savent plus, actuellement, ce qu'ils sont, ce qu'ils veulent et ce qu'ils espèrent. Ils se contentent de peu et suivent le chemin de la facilité financière, sans se demander si cela leur convient.

Il est donc temps de changer la donne et je sais que les nouveaux enfants, présents de longues dates et « fauteurs de troubles », seront les précurseurs d'une nouvelle aire et d'une nouvelle façon de concevoir la Vie…n'en déplaise à ceux qui aimeraient que rien ne change jamais.

Je terminerais en vous disant que l'important n'est pas la fortune que l'on amasse, même si elle est légitime et que vous avez le plein droit de la posséder, mais la fortune que l'on vit, que l'on ressent et qui nourrit votre Cœur et votre Âme. Celle-là, et nulle autre, peut faire de votre occupation principale, le plus beau challenge de cette incarnation.

Acceptez de grandir et le Monde grandira avec vous !

Le Roi des fauteurs de trouble…L'Archange Michaël pour vous servir »

C'est par ce dernier thème et par la présence Bienveillante de l'Archange Michaël que ce livre se clôt.

Il aura été une aventure extraordinaire et une expérience enrichissante. Tellement de Belles vibrations, de Douceurs, de Bonne humeur et de Patience l'ont jalonné, que je n'ai pas de mots pour expliquer la Gratitude qui m'habite en cet instant.

Je ne pourrais pas finir ce livre, sans remercier chaleureusement les Archanges pour tous leur Amour et leur Soutien.

Merci à l'Archange Michaël pour ses conseils, sa bonne humeur légendaire et sa force !

Merci à l'Archange Gabriel pour sa douceur, sa compréhension et son ouverture sur le Monde !

Merci à l'Archange Raphaël pour ses soins si précieux, sa méticulosité et sa générosité !

Merci à l'Archange Métatron, Grand Archange s'il en fallait un, plein de sagesse, d'humour, de perspicacité et d'authenticité !

Merci à l'Archange Sandalphon pour son imagination, sa bonhommie et son incroyable patience !

Merci à l'Archange Uriel pour ses astuces, son audace, sa bonne humeur et ses clins d'œil réconfortants !

And the last, but not least : Merci à l'Archange Jophiel pour sa douceur maternante, ses avis tranchés, ses pensées claires et directes et pour ses certitudes qui font du bien !

A vous tous, UN GRAND MERCI de m'avoir accompagné dans ce périple fabuleux, aux confins des Mondes connus et inconnus !

Je tiens également ici à remercier les deux hommes qui partagent ma vie :

Mon compagnon Claude-Alain, qui me fait rire, me soutient, me comprends, qui sait me remonter le moral, me donner le Meilleur de lui-même pour que je puisse évoluer dans la sécurité, dans la sérénité du Cœur, de l'Âme et de l'Esprit et mon fils Marc, pour sa bonne humeur, sa gaieté, sa gentillesse ; tu es ma fierté, ma force et mon Grand Bonheur !

Merci à vous deux de faire partis de ma vie et de m'inspirer chaque jour !

Ainsi, nous prenons congé de vous, Chers lecteurs, et les Archanges et moi vous souhaitons de changer ce Monde, par les Energies positives que vous y mettrez de plus en plus, par l'Amour que vous déverserez sur cette Belle Planète.

Prenez soin de chaque Être vivants, de chaque Cœur qui bat, car nous sommes tous UN et lorsque vous prenez soin des autres, c'est de vous que vous prenez soin !

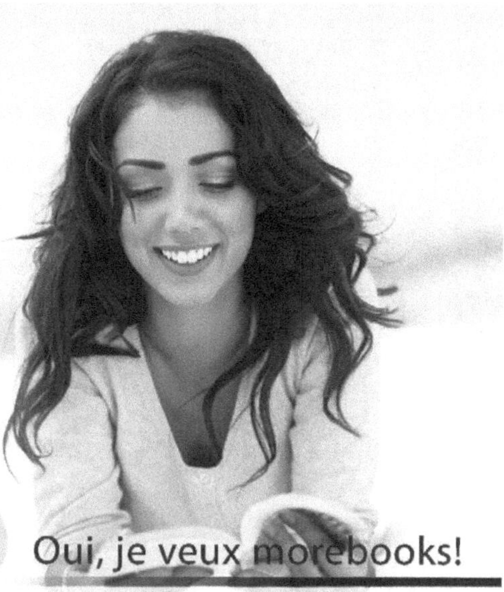

FSC
www.fsc.org
MIX
Papier | Fördert gute Waldnutzung
FSC® C083411

Kolibri 360 GmbH
Ferdinand-Jühlke-Straße 7
99095 Erfurt, Deutschland
produktsicherheit@kolibri360.de

Druck:
CPI Druckdienstleistungen GmbH
im Auftrag der
Kolibri 360 GmbH
Ferdinand-Jühlke-Str. 7
99095 Erfurt